影像学典型病例诊断图谱

主编

汪登斌　张玉珍

上海科学技术出版社

图书在版编目（CIP）数据

影像学典型病例诊断图谱 / 汪登斌，张玉珍主编
. -- 上海 ： 上海科学技术出版社，2023.8
ISBN 978-7-5478-6191-2

Ⅰ．①影… Ⅱ．①汪… ②张… Ⅲ．①影像诊断－图
谱 Ⅳ．①R445-64

中国国家版本馆CIP数据核字(2023)第091470号

——

本书由上海交通大学医学院毕业后医学教育

项目（编号：BYH20210201）资助出版

影像学典型病例诊断图谱

主编/汪登斌　张玉珍

上海世纪出版(集团)有限公司
上海 科 学 技 术 出 版 社　出版、发行
(上海市闵行区号景路 159 弄 A 座 9F - 10F)
邮政编码 201101　www.sstp.cn
苏州工业园区美柯乐制版印务有限责任公司印刷
开本 787×1092　1/16　印张 21.75
字数：250 千字
2023 年 8 月第 1 版　2023 年 8 月第 1 次印刷
ISBN 978 - 7 - 5478 - 6191 - 2/R·2770
定价：128.00 元

————————————————————————————————

本书如有缺页、错装或坏损等严重质量问题，请向工厂联系调换

　　本书是一部内容丰富、文字精练、图像清晰、案例典型的常见疾病影像学诊断图谱，共 8 章，包含 175 个（种）典型病例，其中中枢神经系统及头颈五官疾病 30 例、呼吸系统疾病 21 例、循环系统疾病 9 例、消化系统疾病 31 例、泌尿生殖系统疾病 21 例、骨关节系统疾病 28 例、儿科疾病 29 例、乳腺疾病 6 例。本书通过典型病例的 X 线平片、CT、MR 图像展示其影像特点、影像诊断，阐述了类似疾病的鉴别诊断要点，以简要直观的方式呈现常见疾病影像诊断应掌握的要点，方便年轻医生、医学生学习和掌握影像学诊断与鉴别诊断的思路和方法。

编写人员名单

主　编　汪登斌　张玉珍

副主编　刘　明　崔雪娥
　　　　　刘欢欢　赵书会

编　者（按姓氏笔画排序）
　　　　　丁　茗　王丽君
　　　　　包　磊　池润民
　　　　　李士建　李金凝
　　　　　李晓明　吴晨青
　　　　　汪心韵　宋华丹
　　　　　张征委　张霆霆
　　　　　罗　冉　郑　慧
　　　　　侯　亮　桂　婷
　　　　　夏正荣　徐　蕾
　　　　　董　雪　储彩婷

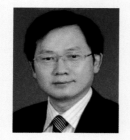

汪登斌

医学博士,主任医师,二级教授,博士生导师,博士后合作导师,上海市卫生系统优秀学科带头人。现任上海交通大学医学院附属新华医院放射科主任、党支部书记、门诊总支书记、医学影像学教研室主任,国家住院医师规范化培训基地主任,上海市住院医师及专科医师规范化培训放射科基地主任,上海市住院医师规范化培训放射诊断专业新华医院考点主考官。兼任中国妇幼保健协会放射医学专业委员会主任委员、中华医学会放射学分会副秘书长及乳腺学组副组长、中华医学会放射学分会国际讲师团成员、中国医师协会放射医师分会委员兼乳腺组组长、中国研究型医院学会肿瘤影像专委会副主任委员、中国研究型医院学会放射专业委员会常务委员、上海市医学会放射学分会副主任委员、"长三角"妇儿影像医学专科联盟会长、上海健康医学院教育委员会委员、上海市卫生系统高级专业技术职务任职资格评审委员会评委等,《放射学实践》副主编、《中国临床医学影像杂志》等 7 本中文核心杂志常务编委或编委及审稿人,Radiology、Hepatology、Nature Communications 等杂志审稿人,北美放射学会(RSNA)等国际学会通讯会员。在乳腺及腹部影像学等方面具有较深造诣,是我国《乳腺 MRI 检查共识》执笔人和通讯作者。迄今,主持国家自然科学基金(重大研究计划重点支持项目 1 项、面上项目 4 项)、国家重点研发项目子课题等项目 18 项。发表第一作者或通讯作者论文 178 篇,其中 SCI 论文 58 篇(JCR Q1 区 30 篇),授权发明专利 3 项。主编、参编、主译专著 20 余部,担任全国高等学校医学影像学专业国家规划教材的编委。曾荣获上海市"优秀青年教师"荣誉称号、上海交通大学青年教师"全英语教学竞赛"三等奖、2019 年上海交通大学"教书育人奖"(个人奖)提名奖(当年度上海交通大学医学院附属新华医院唯一获得者)。其主讲的课程 Medical Imaging 被上海市教育委员会授予上海高校"示范性全英语课程"荣誉称号。曾作为第一完成人获得上海市科技进步奖三等奖、上海市医学科技奖三等奖等。其带领的学科被遴选为中华医学会放射学分会全国乳腺影像培训基地。

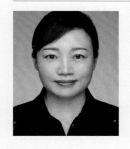

张玉珍

医学博士,上海交通大学医学院附属新华医院放射科主任医师,新华医院住院医师规范化培训放射科基地教学主任,上海市住院医师规范化培训结业综合考核考官及督导专家。目前担任中国妇幼保健协会放射专业委员会副主任委员及秘书长,中华医学会放射学分会乳腺学组成员,上海市放射学会乳腺学组副主任委员等。

从事教学工作 20 余年。以第一或通信作者发表论文(包括 SCI 文章)40余篇,参编专著 2 部,主持及参与上海市科委及国家自然科学基金的多个项目研究。曾获上海市住院医师规范化培训优秀带教老师、上海交通大学医学院杰出带教老师称号。

　　影像医学不仅是临床医学的眼睛，在预防医学、康复医学领域亦具有不可替代的重要价值。影像医学检查和诊断报告是制订健康管理策略和临床诊治方案的重要依据。每位医学生、住院医生、临床医生都有提升影像医学知识和技能的迫切需求。目前，内容浩如烟海的"大部头"工具书和教科书较多，而大家在忙碌工作之余的自我学习，常需要内容简洁、图像精美、表现典型、方便活学活用的小册子，而大家每每为找不到合适的学习材料和参考书而大伤脑筋。

　　上海交通大学医学院附属新华医院是国内独具特色的大型综合性教学医院，不仅具有强大的成人医学各科，还有雄厚的儿科医学各科，是名副其实的全生命周期健康管理和医学中心，每天为健康人群和患者提供健康管理咨询、健康体检，以及疾病检测、诊断、治疗、康复等服务，涵盖全年龄段人群（从受精卵到百岁）。因此，在这里的临床实践中，会遇到跟教科书一样丰富的病种，是年轻医生和医学生学习的宝贵资源。有鉴于此，本人组织上海交通大学医学院附属新华医院放射科的精兵强将，认真挑选典型病例 175 例，结合典型的图像和精练的文字解读，为影像医学初学者、非影像医学专业医生的快速学习和查阅提供一部高质量的影像学诊断图谱，相信一定能帮助学习者和使用者提升相关临床能力和业务水平。

　　限于编者水平，本书中难免存在不足之处，欢迎广大读者批评指正。

汪登斌

2023 年 3 月

2 呼吸系统疾病

5 泌尿生殖系统疾病

6　肌骨系统疾病

7　儿科疾病

8　乳腺疾病

1 中枢神经系统及头颈五官疾病

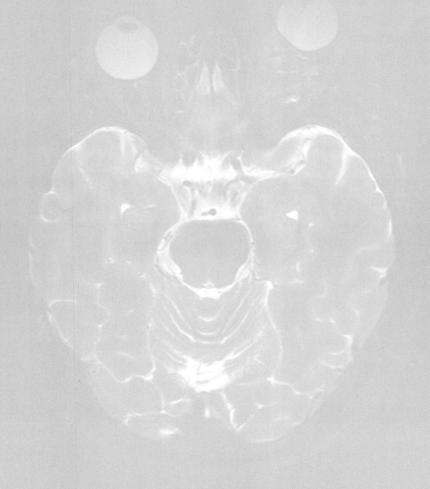

脑干弥漫性中线胶质瘤

性别	年龄	简要病史	检查方法
女	5 岁	左侧口角歪斜 2 周	头颅 CT 平扫,头颅 MRI(平扫 + 增强)

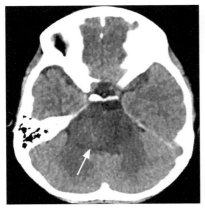

A

横断面 CT 平扫

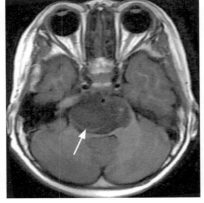

B

横断面 T1WI

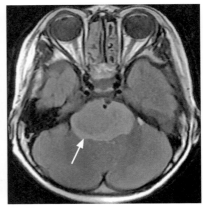

C

横断面 T2WI FLAIR

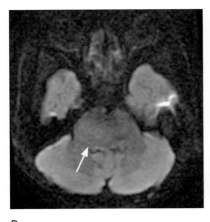

D

横断面 DWI(b = 1 000 s/mm²)

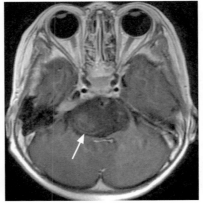

E

横断面增强 T1WI

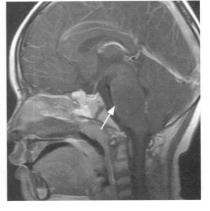

F

矢状面增强 T1WI

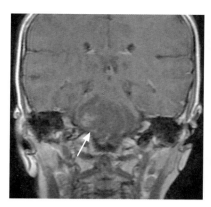
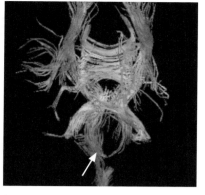
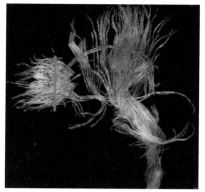

G
冠状面增强 T1WI

H
横断面扩散张量成像（DTI）

I
矢状面 DTI

图 1-1　脑干弥漫性中线胶质瘤

影像特点

▶ **CT**　脑桥、延髓增粗，见不规则稍低密度肿块（A，白箭），CT 值约 24～45 HU，四脑室受压、变窄。颅骨未见明显骨质破坏。

▶ **MRI**　脑桥及延髓增粗，见不规则异常信号肿块，大小约 4.3 cm×3.0 cm×3.0 cm，T1WI 上呈低信号（B，白箭），T2WI FLAIR 上呈高信号（C，白箭），弥散加权成像（DWI）上呈等信号（D，白箭），信号较均匀，增强后呈轻-中度、不均匀强化（E～G，白箭）。四脑室受压改变。弥散张量成像（DTI）示脑干区域白质纤维束破坏、中断（H，白箭）。

影像诊断

▶ 脑桥及延髓肿块，考虑弥漫性中线胶质瘤（DIPG）。

鉴别诊断

▶ **脑干炎症**　多有呼吸道感染病史，起病急。脑干形态肿胀，T1WI 上呈等或稍低信号，T2WI 上呈稍高信号，增强后无强化或轻度强化。可合并幕上基底节或大脑半球病变。

▶ **脑干梗死**　多见于老年人，发病急。临床有神经系统阳性体征。病灶边界欠清，急性期 DWI 上呈明显高信号，T1WI 上呈等低信号，T2WI 上呈高信号，增强后可见强化。

病理结果

▶ 弥漫性中线型胶质瘤，H3K27M 突变型，WHO Ⅳ级。

右侧顶部脑膜瘤

性别	年龄	简要病史	检查方法
女	58 岁	外伤后检查发现头颅肿块 2 个月	头颅 CT 平扫，头颅 MRI（平扫＋增强）

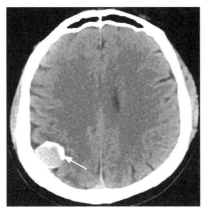

A
横断面 CT 平扫

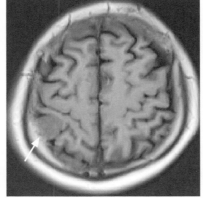

B
横断面 T1WI

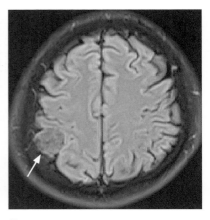

C
横断面 T2WI FLAIR

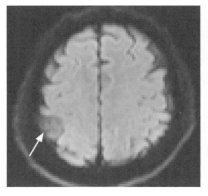

D
横断面 DWI(b ＝ 1 000 s/mm²)

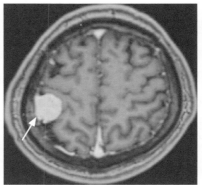

E
横断面增强 T1WI

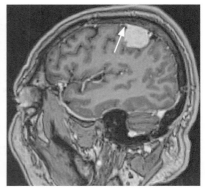

F
矢状面增强 T1WI

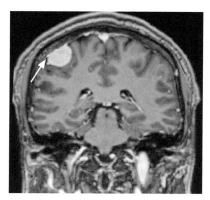

G

冠状面增强 T1WI

图 1-2　右侧顶部脑膜瘤

| 影像特点 | ▶ 右侧顶部见类圆形稍高密度肿块,大小约 2.0 cm × 2.3 cm,CT 值约 57~62 HU,边缘见弧形钙化(A,白箭)。 |

▶ 右侧顶部颅板下见类圆形肿块,直径约 2.0 cm,边界清晰,T1WI 上呈等信号(B,白箭),T2WI FLAIR 上呈等信号(C,白箭),DWI 上呈等信号(D,白箭),增强呈明显均匀强化(E,白箭),周边可见"脑膜尾征"(F~G,白箭)。

影像诊断

▶ 右侧顶部脑膜瘤。

鉴别诊断

▶ **孤立性纤维瘤/血管外皮细胞瘤**　呈分叶状,T2WI 上多为等高混杂信号(坏死、囊变、出血),瘤内见血管流空信号,无"脑膜尾征"。

▶ **少突胶质细胞瘤**　脑实质内肿块,多位于额叶,其次为顶叶与颞叶,50%~80% 病例发生钙化,出血、囊变少见。T1WI 上呈低信号,T2WI 上呈高信号,部分病伴钙化、囊变坏死、出血。增强扫描可为斑片状轻至明显、不均匀强化。

病理结果

▶ 脑膜瘤,WHO Ⅰ 级。

性别	年龄	简要病史	检查方法
女	46 岁	阵发性头痛 2 周	垂体 MRI(平扫＋增强)

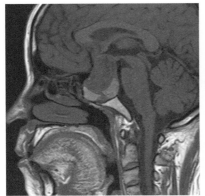

A
矢状面 T1WI

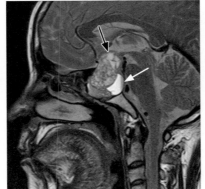

B
矢状面 T2WI

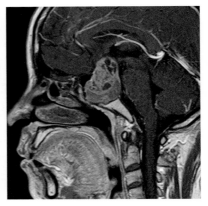

C
矢状面增强 T1WI

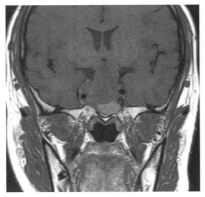

D
冠状面 T1WI

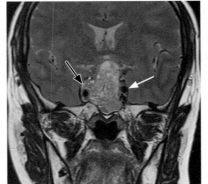

E
冠状面 T2WI

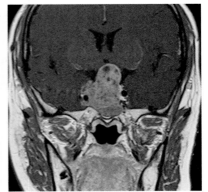

F
冠状面增强 T1WI

图 1 - 3　垂体瘤

影像特点

▶ 鞍上及鞍内肿块,形态不规则,边缘尚清楚,大小约 3.1 cm × 2.8 cm × 4.0 cm,呈囊实性,实性部分 T1W1 呈等信号,T2WI 呈稍高信号;囊变成分 T1WI 呈高信号,T2WI 上部呈高信号,下部呈等及高信号,伴小液-液平(B,白箭),增强后呈实质成分不均匀强化(C、F)。

▶ 各序列扫描鞍内未见正常信号垂体影,肿块向鞍上生长呈"雪人征",鞍隔抬高,鞍底下陷。视交叉受压(B,黑箭)。右侧颈内动脉海绵窦段被肿块包绕(E,黑箭),左侧颈内动脉海绵窦段紧邻肿块左缘(E,白箭)。

影像诊断

▶ 垂体瘤伴囊变及卒中。

鉴别诊断

▶ **颅咽管瘤** 肿瘤多发于儿童及年轻人,可呈囊性、囊实性、实性,蛋壳样钙化是特征性 CT 表现。囊内蛋白含量不同,在 T1WI 上信号不同,可表现为低信号、等信号或高信号,T2WI 上表现为高信号,增强后囊壁呈环形不均匀强化,实性大部分呈均匀明显强化。

▶ **鞍区脑膜瘤** CT 平扫呈高密度,可伴钙化。T1WI、T2WI 上呈等信号,增强后明显强化,肿块邻近脑膜增厚并明显强化,形成"脑膜尾征"。

病理结果

▶ 垂体腺瘤。

右侧桥小脑角区听神经瘤

性别	年龄	简要病史	检查方法
女	30 岁	右耳听力下降、耳闷伴头痛 1 年	颞骨高分辨率 CT 平扫 + 多平面重组（MPR），内听道 MRI（平扫 + 增强）

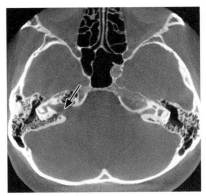

A
横断面 CT

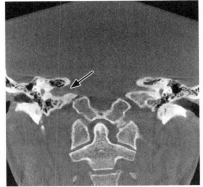

B
冠状面 CT MPR

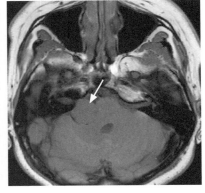

C
横断面 T1WI

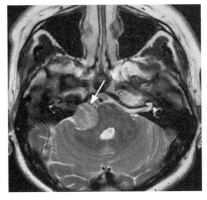

D
横断面 T2WI

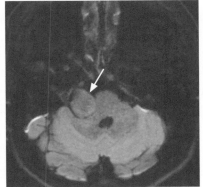

E
横断面 DWI（b = 1 000 s/mm²）

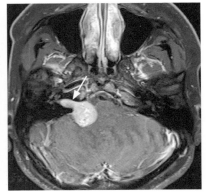

F
横断面增强 T1WI

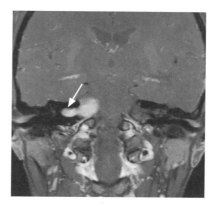

G

冠状面增强 T1WI

图 1-4　右侧桥小脑角区听神经瘤

影像特点

▶ **CT 平扫**　骨窗可见右侧内听道增宽（A、B，黑箭），未见明显骨质破坏。

▶ **MRI**　右侧桥小脑角区（C-P 角）见类圆形异常信号肿块，边缘清晰，大小约 3.2 cm×2.1 cm，T1WI 上呈等信号（C，白箭），T2WI 上呈高信号（D，白箭），DWI 上呈等信号（E，白箭），增强可见明显强化，强化欠均匀，并向右侧内听道延伸，右侧听神经增粗（F、G，白箭）。

影像诊断

▶ 右侧桥小脑角区（C-P 角区）听神经瘤。

鉴别诊断

▶ **脑膜瘤**　以宽基底与邻近硬脑膜相贴，典型者 CT 平扫呈高密度，肿瘤可有钙化。T1WI、T2WI 上呈等信号，增强后明显强化，可见"脑膜尾征"，一般不引起内听道扩大。

▶ **颈静脉球瘤**　血供丰富，囊变和钙化少见。肿瘤血管搏动常致骨质破坏。T2WI 上可见病灶内多发点状血管流空信号，表现为高信号的肿瘤背景中散在的低信号血管流空影，称之为"胡椒盐征"，为其特征性表现。

病理结果

▶ 右侧听神经神经鞘瘤。

鞍区颅咽管瘤

性别	年龄	简要病史	检查方法
男	6 岁	发现左侧视力下降 12 天	头颅 CT 平扫,头颅 MRI(平扫 + 增强)

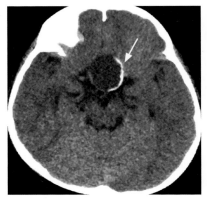

A
横断面 CT 平扫(1)

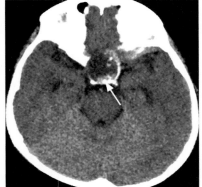

B
横断面 CT 平扫(2)

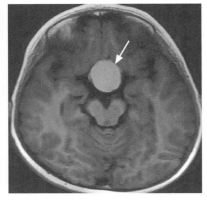

C
横断面 T1WI

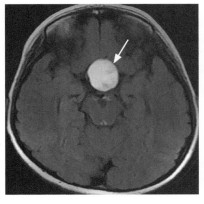

D
横断面 T2WI FLAIR

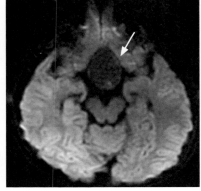

E
横断面 DWI(b = 1 000 s/mm²)

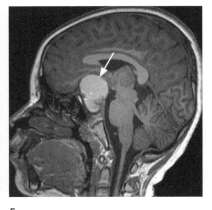

F
矢状面 T1WI 平扫

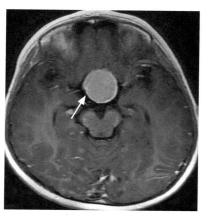
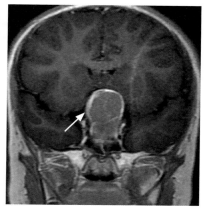
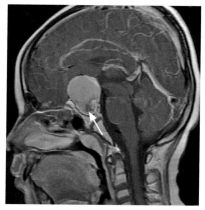

G
横断面增强 T1WI

H
冠状面增强 T1WI

I
矢状面增强 T1WI

图 1-5　鞍区颅咽管瘤

影像特点
- ▶ **CT**　鞍内、鞍上见类圆形低密度为主肿块,直径约 3.0 cm,边缘清晰伴蛋壳样钙化(A、B,白箭),内部密度不均匀。
- ▶ **MRI**　鞍内及鞍上见卵圆形肿块,境界清晰,大小约 3.0 cm×4.8 cm,T1WI 上呈高信号(C、F,白箭),T2WI FLAIR 上呈高信号(D,白箭),内见少许低信号,DWI 上呈低信号(E,白箭),增强后边缘轻度环形强化(G、H,白箭),病灶下部呈低信号(I,白箭)。鞍内未见正常垂体信号。

影像诊断
- ▶ 鞍区颅咽管瘤。

鉴别诊断
- ▶ **生殖细胞瘤**　以垂体柄为中心,同时伴有垂体后叶高信号消失。CT 上多为高密度,部分为等密度,一般无钙化,增强呈明显均匀强化,较少囊变。
- ▶ **星形细胞瘤**　多为实质型,部分为囊实性,实性成分 CT 呈低密度,少见钙化。

病理结果
- ▶ 颅咽管瘤,WHO Ⅰ型。

1.6 右侧基底节区脑出血，左侧大脑前动脉动脉瘤

性别	年龄	简要病史	检查方法
女	69 岁	头晕伴左侧肢体不能活动 21 小时	头颅 CT 平扫，头颅 MRI(平扫＋增强＋MRA＋DSA)

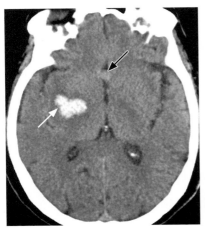

A
横断面 CT 平扫

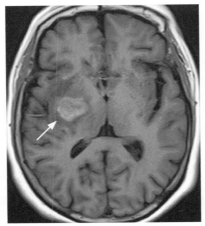

B
横断面 T1WI

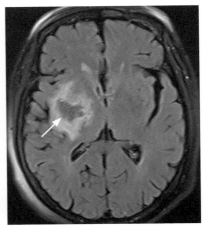

C
横断面 T2WI FLAIR

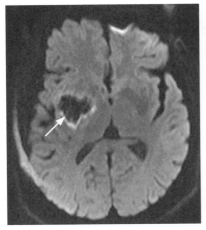

D
横断面 DWI(b＝1 000 s/mm²)

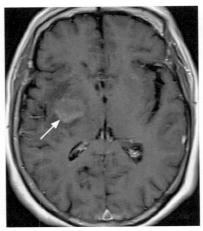

E
横断面增强 T1WI

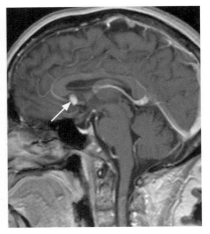

F
矢状面增强 T1WI

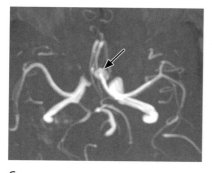
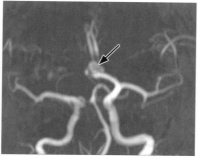
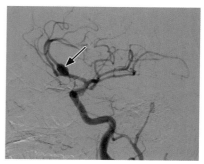

G
横断面 MRA

H
冠状面 MRA

I
DSA

图 1-6 右侧基底节区脑出血,左侧大脑前动脉动脉瘤

影像特点

▶ **CT** 右侧基底节区不规则高密度灶(A,白箭),范围约 3.2 cm × 1.4 cm。前纵裂池见直径约 0.6 cm 稍高密度小结节(A,黑箭)。

▶ **MRI** 右侧基底节区不规则异常信号,T1WI 上呈中央高信号、周围低信号(B,白箭),T2WI FLAIR 上呈中央低信号、周围高信号(C,白箭),DWI 上呈明显低信号(D,白箭),增强强化不明显(E,白箭)。前纵裂池内极低信号小结节,直径约 0.6 cm,增强矢状面图像显示小结节明显强化(F,白箭)。

▶ **MRA 显示** 左侧大脑前动脉局部结节样凸起(G、H,黑箭),直径约 0.6 cm。

▶ **数字减影血管造影(DSA)** 左侧大脑前动脉动脉瘤(I,黑箭)。

影像诊断

▶ 右侧基底节区脑出血。

▶ 左侧大脑前动脉动脉瘤。

鉴别诊断

▶ **硬膜外血肿** 多由脑膜血管损伤所致,血液聚集于硬膜外间隙,由于硬膜与颅骨内板附着紧密,故血肿较局限,呈梭形,定位于脑外,常伴相应区域颅骨骨折。

▶ **硬膜下血肿** 多由桥静脉或静脉窦损伤出血所致。CT 表现急性期为新月形或半月形高密度影;亚急性或慢性期呈稍高、等、低或混杂密度。MRI 血肿信号变化与时间相关,定位于脑外。

► **蛛网膜下腔出血** CT 表现为脑沟、脑池、大脑纵裂内高密度影，密度与其出血量及出血时间长短有关。

病理结果 ► DSA 证实为左侧大脑前动脉动脉瘤。

1.7 右侧额、颞叶脑挫裂伤，右侧枕部硬膜下血肿

性别	年龄	简要病史	检查方法
男	62 岁	外伤后 2 小时，头晕	头颅 CT 平扫，头颅 MRI 平扫

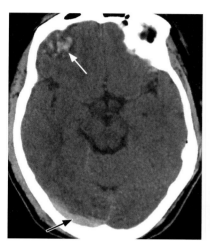

A
横断面 CT 平扫

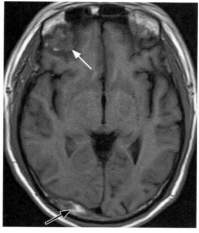

B
横断面 T1WI(1)

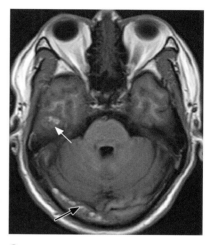

C
横断面 T1WI(2)

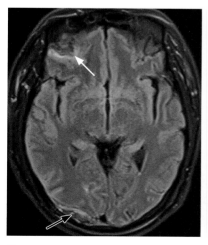

D
横断面 T2WI FLAIR

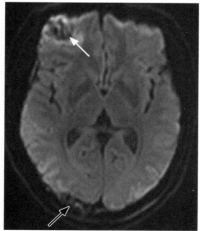

E
横断面 DWI(b = 1 000 s/mm²)

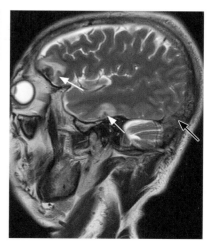

F
矢状面 T2WI

图 1-7　右侧额、颞叶脑挫裂伤，右侧枕部硬膜下血肿

影像特点 ▸ 右侧额叶(A,白箭)及颞叶斑片状混杂密度,以高密度为主。右侧枕部颅板下新月形高密度(A,黑箭)。

▸ 右侧额叶(B、D、E、F,白箭)及颞叶(C、F,细白箭)斑片状混杂信号,右侧额叶范围约 3.5 cm × 3.1 cm,T1WI 上呈等信号为主伴少许高信号(B,白箭),T2WI 上呈等高信号(F,白箭),DWI 上呈高低混杂信号(D、E,白箭)。右侧枕部颅板下新月形异常信号,T1WI、T2WI 上呈高低混杂信号(B~F,黑箭)。

影像诊断 ▸ 右侧额、颞叶脑挫裂伤。

▸ 右侧枕部硬膜下血肿。

鉴别诊断 ▸ **脑出血** 多继发于高血压、动脉瘤等,血管畸形脑出血在年轻人多见,高血压性脑出血以老年人常见。后者出血好发于基底节、丘脑、脑桥等。根据出血时间及血肿病理演变,各期影像表现可变化。急性期 CT 呈高密度;亚急性期(2~7 天)血肿可缩小并密度减低,周围水肿带增宽;慢性期(2 个月后)血肿吸收后表现为囊腔伴不同程度脑萎缩。

▸ **硬膜外血肿** 多由脑膜血管损伤所致,血液聚集于硬膜外间隙,由于硬膜与颅骨内板附着紧密,故血肿较局限,呈梭形,定位于脑外,常伴相应区域颅骨骨折。

病理结果 ▸ 未手术,保守治疗。

左侧颞叶、右侧额叶脑内血肿

性别	年龄	简要病史	检查方法
女	69 岁	交通事故后 1 小时	头颅 CT 平扫, 头颅 MRI 平扫

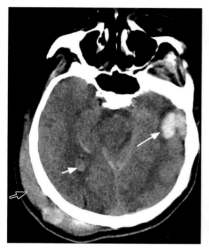

A
横断面 CT 平扫

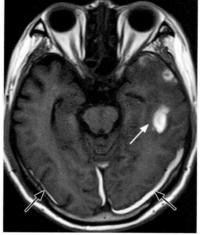

B
横断面 T1WI(脑干层面)

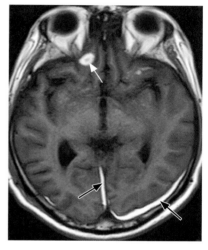

C
横断面 T1WI(额底层面)

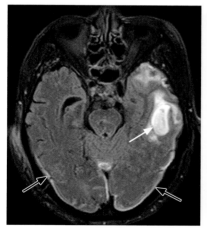

D
横断面 T2WI FLAIR(1)

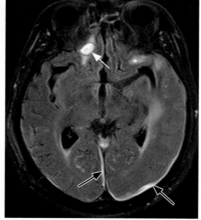

E
横断面 T2WI FLAIR(2)

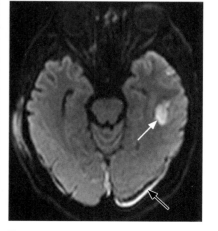

F
横断面 DWI(b = 1 000 s/mm²)

图 1-8　左侧颞叶、右侧额叶脑内血肿

▶ **CT** 左侧颞叶高密度团块（A，长白箭），范围约 3.0 cm×3.2 cm，周围低密度水肿。小脑幕及部分脑沟密度增高，右侧脑室后角内稍高密度影（A，短白箭）。右侧颞枕部头皮血肿（A，短黑箭）。

▶ **MRI（10 天后）** 左侧颞叶不规则异常信号影，T1WI 上呈不均匀高低混杂信号（B，白箭），T2WI FLAIR 上呈高信号（D，白箭），DWI 上呈高信号（F，白箭）。右侧额叶少许相似信号（C、E，细白箭）。两侧枕部弧形异常信号，T1WI 上呈高信号（B、C，黑箭），T2WI FLAIR 上呈高信号（D、E，黑箭），DWI 上呈高信号（F，黑箭）。

影像诊断

▶ 左侧颞叶、右侧额叶脑内血肿，蛛网膜下腔出血，两侧枕部硬膜下血肿。

▶ 右侧颞枕部头皮血肿。

鉴别诊断

▶ **脑出血** 多继发于高血压、动脉瘤、血管畸形等。高血压性脑出血好发于基底节、丘脑、脑桥和小脑。CT 急性期呈边缘清楚高密度，可破入脑室；亚急性期（2～7 天）血肿可缩小并密度减低，周围水肿带增宽；慢性期（2 个月后）血肿吸收后表现为囊腔伴不同程度脑萎缩。MRI 血肿信号随时间变化。

▶ **弥漫性轴索损伤（DAI）** 往往累及双侧灰白质交界处，其次为胼胝体、基底节、内囊及脑干背侧。CT 平扫首次多为阴性，复查时可见相应区域点状高密度。MRI 可在好发部位出现斑点状、小斑片状 T1WI 低信号、T2WI 高信号影。磁敏感加权成像（SWI）对 DAI 微出血灶检出敏感。

▶ **蛛网膜下腔出血** CT 表现为脑沟、脑池、大脑纵裂内高密度影，密度与其出血量及出血时间长短有关。

1.9　左侧额部硬膜外血肿，左侧额骨骨折

性别	年龄	简要病史	检查方法
男	8岁	外伤后头痛、头晕	头颅 CT 平扫

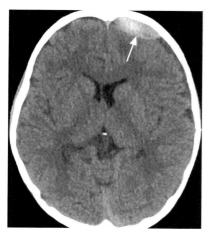

A
CT 平扫（侧脑室层面）

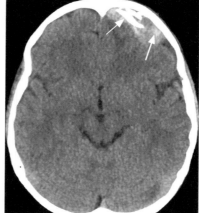

B
CT 平扫（环池层面）

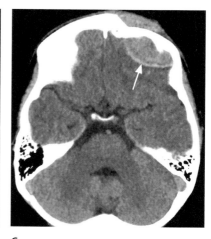

C
CT 平扫（乳突层面）

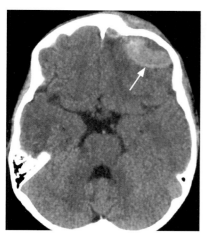

D
CT 平扫（鞍上池层面）

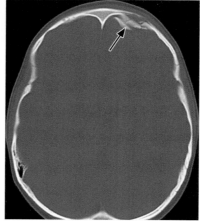

E
CT 平扫（环池层面，骨窗）

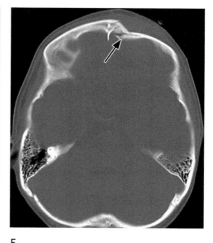

F
CT 平扫（乳突层面，骨窗）

图 1-9　左侧额部硬膜外血肿，左侧额骨骨折

| 影像特点 | ▶ 左侧额部颅板下梭形高密度影(A~D,白箭),内见骨片影(B,细白箭)。 |
| | ▶ 左侧额骨多发骨折伴凹陷(E、F,黑箭)。 |

| 影像诊断 | ▶ 左侧额部硬膜外血肿,左侧额骨多发凹陷性骨折。 |

| 鉴别诊断 | ▶ **硬膜下血肿** 典型表现为新月形,厚度较薄,亦可为带状影。可因脑脊液进入或反复出血,致血肿密度不均匀。严重者可引起弥漫性占位效应,致灰、白质界位内移,中线结构向对侧移位。 |
| | ▶ **蛛网膜下腔出血** CT表现为脑沟、脑池、大脑纵裂内高密度影,密度与其出血量及出血时间长短有关。如为动脉瘤破裂所致,血液的分布情况可提示破裂动脉瘤的位置。 |

1.10 两侧大脑半球亚急性硬膜下血肿

性别	年龄	简要病史	检查方法
男	80岁	外伤后步态不稳1个月余，加重1周	头颅CT平扫，头颅MRI平扫

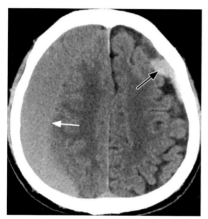

A
横断面 CT 平扫（1）

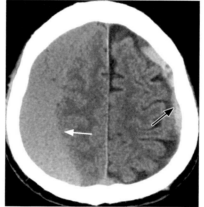

B
横断面 CT 平扫（2）

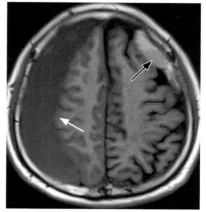

C
横断面 T1WI

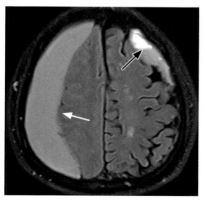

D
横断面 T2WI FLAIR

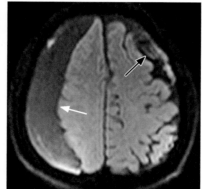

E
横断面 DWI（b = 1 000 s/mm²）

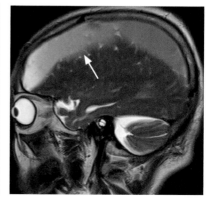

F
矢状面 T2WI

图 1-10　右侧额颞顶部及左侧额顶部亚急性硬膜下血肿

影像特点
- ▶ **CT** 右侧额颞顶部颅板下新月形稍高密度影（A、B, 白箭），左侧额顶部颅板下弧形高密度影（A、B, 黑箭）。
- ▶ **MRI** 右侧额颞顶部（C～F, 白箭）及左侧额顶部（C～E, 黑箭）颅骨内板下见新月形异常信号。右侧 T1WI 上呈低信号（C, 白箭），T2WI FLAIR 上呈高信号（D, 白箭），DWI 上呈低信号（E, 白箭），T2WI 上呈高信号（F, 白箭）。左侧 T1WI 上呈高低混杂信号（C, 黑箭），T2WI FLAIR 呈高低混杂信号伴液-液平（D, 黑箭），DWI 上呈低信号（E, 黑箭）。中线结构略左移。双侧放射冠、半卵圆中心、皮质下见多发斑点状 T2WI FLAIR 高信号影。

影像诊断
- ▶ 右侧额颞顶部及左侧额顶部亚急性硬膜下血肿。
- ▶ 双侧放射冠、半卵圆中心、皮质下腔隙灶，老年性脑改变。

鉴别诊断
- ▶ **硬膜外血肿** 多由脑膜血管损伤所致，血液聚集于硬膜外间隙，由于硬膜与颅骨内板附着紧密，故血肿较局限，呈梭形，常伴相应区域颅骨骨折。
- ▶ **脑内血肿** 脑外伤引起的脑内血肿常位于受力点或对冲部位脑组织。高血压性脑出血常发生于基底节和丘脑区域。CT 表现为边界清楚的高密度灶。MRI 血肿信号变化与时间相关。
- ▶ **蛛网膜下腔出血** CT 表现为脑沟、脑池、大脑纵裂内高密度影，密度与其出血量及出血时间长短有关。

蛛网膜下腔出血

性别	年龄	简要病史	检查方法
男	60 岁	头晕 1 天	头颅 CT 平扫

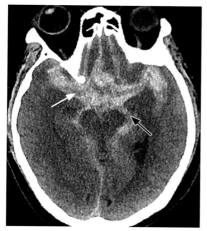

A
CT 平扫（鞍上池层面）

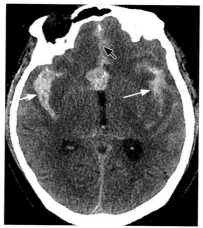

B
CT 平扫（外侧裂池层面）

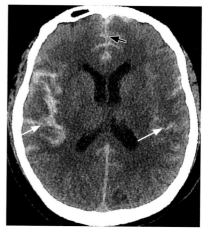

C
CT 平扫（侧脑室层面）

图 1-11　蛛网膜下腔出血

影像特点　▶　鞍上池（A，白箭）、环池（A，黑箭）、外侧裂池（B，白箭）、纵裂池（B、C，短黑箭）及部分脑沟（C，白箭）内见高密度影。

影像诊断　▶　蛛网膜下腔出血。

鉴别诊断　▶　**脑动脉瘤**　颅内动脉局灶性异常扩大，是蛛网膜下腔出血的主要原因之一。MRI 无血栓动脉瘤呈流空信号，血流速度较慢时 T1WI 上呈高或等信号，T2WI 上呈高信号，瘤腔内血栓时呈高低等或混杂信号，DSA 是诊断金标准。

▶ **动静脉畸形（AVM）** 由一堆薄壁血管连接扩张的动脉和静脉组成，快速且高压的供血动脉可引起引流静脉梗阻，导致出血，而邻近脑组织供血相对不足可引起脑萎缩改变。T1WI 和 T2WI 上均表现为杂乱无序、迂曲、扩张的低或无信号蜂窝样结构，MRI 特征表现为毛线团状或蜂窝状血管流空影。

▶ **动脉硬化** 以 50 岁以上多见，常有高血压病史，意识障碍较重，脑神经麻痹少见，偏瘫多见。CT 见出血性脑梗死，DSA 见脑动脉粗细不均。

▶ **烟雾病** 以青少年多见，临床可表现为偏瘫，意识障碍轻重不一，脑神经麻痹少见，眼底改变少见。CT 见脑室铸型出血或梗死灶，脑血管造影见脑底异常血管团。

左侧小脑半球急性脑梗死

性别	年龄	简要病史	检查方法
男	61 岁	头痛、头晕 2 天	头颅 CT 平扫,头颅 MRI 平扫

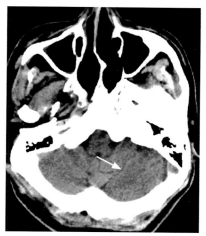

A
横断面 CT 平扫(1)

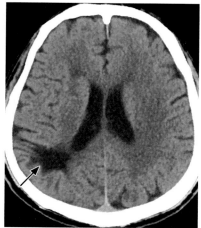

B
横断面 CT 平扫(2)

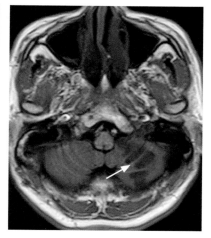

C
横断面 T1WI

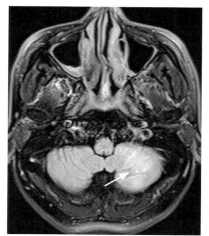

D
横断面 T2WI FLAIR

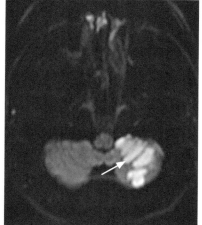

E
横断面 DWI(b = 1 000 s/mm²)

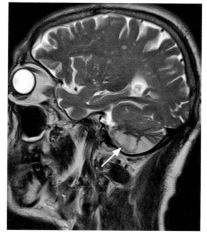

F
矢状面 T2WI

图 1–12 左侧小脑半球急性脑梗死

▸ **CT** 左侧小脑半球片状稍低密度灶(A,白箭),边界不清。右侧颞枕叶片状脑脊液样低密度影(B,黑箭),边界较清晰。

▸ **MRI** 左侧小脑半球可见斑片状异常信号,T1WI 上呈低信号(C,白箭)、T2WI FLAIR 上呈稍高(D,白箭),DWI 上明显高信号(E,白箭)、T2WI 上呈高信号(F,白箭)。

影像诊断

▸ **CT** 左侧小脑半球缺血灶,右侧颞枕叶软化灶。

▸ **MRI** 左侧小脑半球急性脑梗死。

鉴别诊断

▸ **脑肿瘤** 病灶占位效应明显,需行 MRI 增强进一步检查。胶质瘤多呈不规则强化;转移瘤多发环状或均一强化灶,伴周围水肿。

▸ **脑出血** 多继发于高血压、动脉瘤、血管畸形等。高血压性脑出血好发于基底节、丘脑、脑桥和小脑。CT 急性期呈边缘清楚高密度影,可破入脑室;亚急性期(2~7 天)血肿可缩小并密度减低,周围水肿带增宽;慢性期(2 个月后)血肿吸收后表现为囊腔伴不同程度脑萎缩。MRI 血肿信号随时间变化。

病理结果

▸ 无病理,随访后为软化灶。

右侧额叶动静脉畸形

性别	年龄	简要病史	检查方法
女	16 岁	癫痫数年	头颅 MRI 平扫＋增强，MRA，MRV

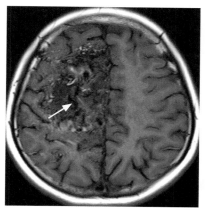

A
横断面 T1WI

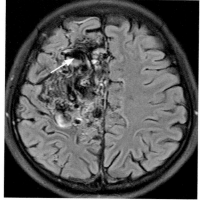

B
横断面 T2WI FLAIR

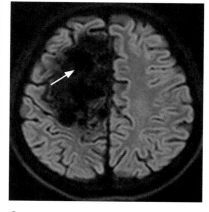

C
横断面 DWI(b＝1 000 s/mm²)

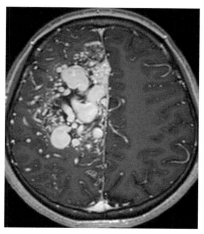

D
横断面增强 T1WI

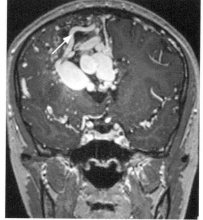

E
冠状面增强 T1WI

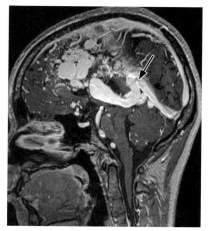

F
矢状面增强 T1WI

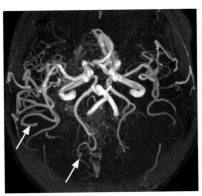

G
MRA

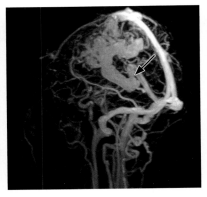

H
斜位 MRV

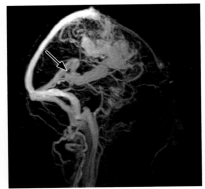

I
侧位 MRV

图 1‐13　右侧额叶动静脉畸形

影像特点

▶ 右侧额叶见混杂信号团块影,范围约 5.2 cm × 7.8 cm,T1WI、T2WI FLAIR 上呈混杂信号,DWI 上呈低信号,病灶内见多发血管流空信号(A～C,白箭),局部见粗大血管影。部分跨中线,累及左侧额叶。增强后可见多发扭曲强化血管影(D、F),供血动脉可能来自右侧大脑前动脉(E,白箭),引流至扩张的大脑大静脉及直窦(F,黑箭)。

▶ **MRA** 右侧大脑前、中、后动脉分支增多、增粗(G,白箭),似与异常静脉血管团连接。

▶ **MRV** 右侧额顶部见明显迂曲扩张血管影,引流至大脑大静脉及直窦(H、I,黑箭),汇入窦汇。直窦及静脉颅内静脉窦系统扩张。

影像诊断

▶ 右侧额叶动静脉畸形(AVM)。

鉴别诊断

▶ **海绵状血管瘤** MRI 因反复多次出血而呈混杂信号,可见含铁血黄素黑环,"爆米花"状为其特征性表现,梯度回波序列最敏感,病灶呈低信号。

▶ **动脉瘤** 颅内动脉局灶性异常扩大,是蛛网膜下腔出血的主要原因之一。MRI 无血栓动脉瘤呈流空信号,血流速度较慢时 T1WI 上呈高或等信号,T2WI 上呈高信号,瘤腔内血栓时呈高低等或混杂信号。DSA 是诊断金标准。

左侧大脑中动脉动脉瘤

性别	年龄	简要病史		检查方法
女	43 岁	反复颈肩疼痛伴头晕半年,加重 3 天		头颅 MRA

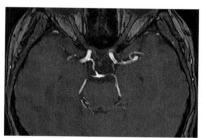

A

横断面 MRA 原始图像

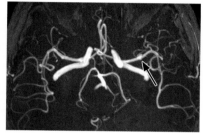

B

横断面 MRA

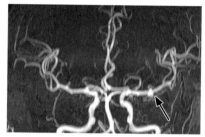

C

冠状面 MRA

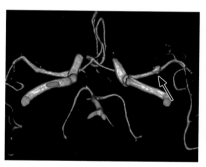

D

MRA-容积再现(VR1)

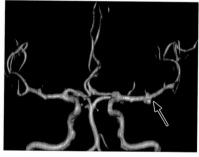

E

MRA‐VR(2)

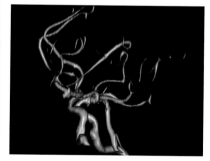

F

MRA‐VR(3)

图 1‐14 左侧大脑中动脉 M1 段动脉瘤

影像特点 ▶ 左侧大脑中动脉 M1 段结节样突起(B‐E,黑箭),大小约 5.0 mm × 3.0 mm,边缘光整,与左侧大脑中动脉相通。

影像诊断 ▶ 左侧大脑中动脉 M1 段动脉瘤。

▶ **动静脉畸形** T1WI 和 T2WI 上均表现为杂乱无序、迂曲、扩张的低或无信号蜂窝样结构,MRI 特征表现为毛线团状或蜂窝状血管流空影。

▶ **海绵状血管瘤** MRI 上显示为边界清楚的混杂信号病灶,周围有完整的低信号含铁血黄素环,使病变呈爆米花状,具有特征性。病灶在 SWI 上显示尤为清楚,常为多发低信号灶。

右侧颞枕叶脑脓肿

性别	年龄	简要病史	检查方法
女	14 个月	反复发热 4 天，伴抽搐 1 次	头颅 CT（平扫 + 增强），头颅 MRI（平扫 + 增强）

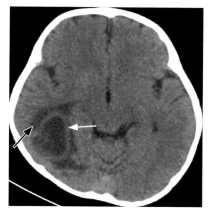

A
横断面 CT 平扫

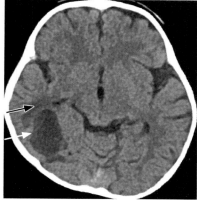

B
CT 平扫（1 周后复查）

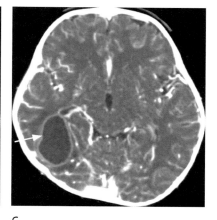

C
增强 CT（1 周后复查）

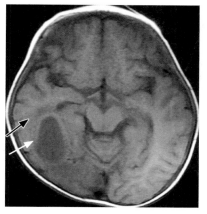

D
横断面 T1WI

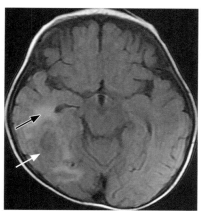

E
横断面 T2WI FLAIR

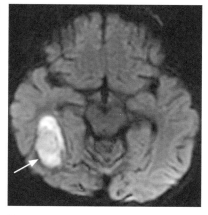

F
横断面 DWI(b = 1 000 s/mm²)

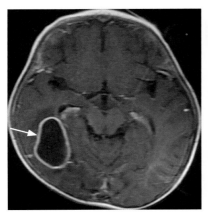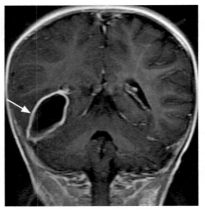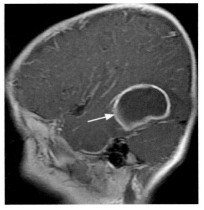

| G | H | I |
| 横断面增强 T1WI | 冠状面增强 T1WI | 矢状面增强 T1WI |

图 1－15　右侧颞枕叶脑脓肿

影像特点
- **CT**　右侧颞枕叶见卵圆形异常密度灶（A～C），大小约 3.2 cm × 2.3 cm，病灶周边呈环形稍高密度（A、B，白箭），增强后环形强化（C，白箭），内部见大片低密度区及斑片状稍高密度区，周围见水肿区（A、B，黑箭）。
- **MRI**　右侧颞枕区可见卵圆形异常信号灶，大小约 3.9 cm × 2.7 cm，内部 T1WI 上呈低信号、T2WI 上呈高信号、DWI 上呈高信号，增强后无明显强化；周边可见环状 T1WI 上呈等高信号（D，白箭），T2WI FLAIR 上呈等高信号（E，白箭），DWI 上稍低信号带（F，白箭），增强后明显均匀环形强化（G～I，白箭）；周围可见不规则水肿带（D、E，黑箭），右侧脑室颞角轻度受压。

影像诊断
- 右侧颞枕叶脑脓肿。

鉴别诊断
- **胶质瘤**　伴囊变、坏死的胶质瘤常常壁厚薄不均，中央囊性成分 DWI 上呈低信号。
- **转移瘤**　有原发恶性肿瘤病史，典型者呈"小病灶、大水肿"。

病理结果
- "右颞"少量变性的脑组织，另见混杂性炎症细胞，脓肿形成。

脑内及颈髓多发性硬化

性别	年龄	简要病史	检查方法
男	27 岁	左手乏力 2 周， 右侧肢体乏力 5 天	头颅 CT 平扫， 头颅及颈椎 MRI（平扫 + 增强）

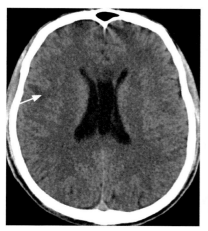

A
横断面 CT 平扫

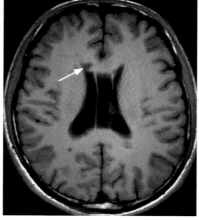

B
横断面 T1WI

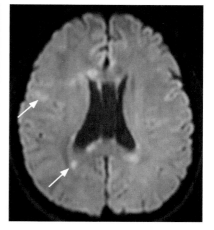

C
横断面 DWI（b = 1 000 s/mm²）

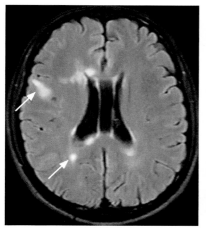

D
横断面 T2WI FLAIR（1）

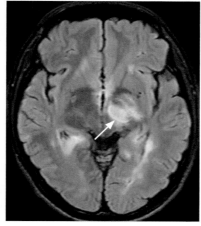

E
横断面 T2WI FLAIR（2）

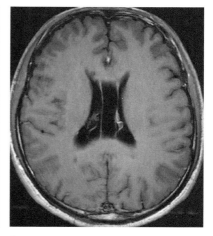

F
横断面增强 T1WI

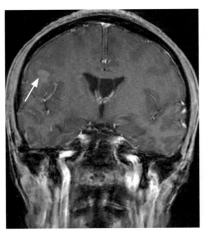

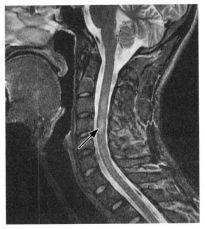

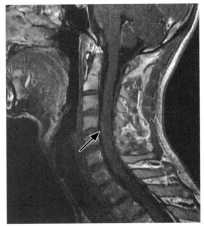

G
冠状面增强 T1WI

H
颈椎矢状面 T2WI

I
颈椎矢状面增强 T1WI

图 1 - 16 脑内及颈髓多发性硬化

影像特点

▶ **CT** 脑内多发斑点、斑片状稍低密度影，主要位于侧脑室旁、半卵圆中心、皮质下等部位（A，白箭），透明隔增宽。

▶ **头颅 MRI** 左侧基底节区、双侧侧脑室旁、右侧额叶多发斑片、斑点状异常信号，T1WI 上呈稍低信号（B，白箭），DWI 上呈高信号（C，白箭），T2WI FLAIR 上呈高信号（D、E，白箭），增强后大部分强化不明显（F），部分有强化（G，白箭）。

▶ **颈椎 MRI** 颈髓内多发斑片状异常信号，T1WI 上呈稍低信号，T2WI 上呈高信号（H，黑箭），增强呈轻度强化（I，黑箭）。

影像诊断

▶ 多发性硬化。

鉴别诊断

▶ **视神经脊髓炎（NMO）** 病灶累及脊髓和视神经，急性期脊髓 T1WI 上呈低信号，T2WI 上呈高信号。但是脊髓病灶表现为长段脊髓受累，脑多表现为正常，血液 NMO - IgG 阳性；而多发性硬化脊髓病灶长度一般小于 3 个椎体节段，脑内病灶多见，血液 NMO - IgG 为阴性，可以此鉴别。

▶ **缺血性脑梗死** 病灶 T1WI 上呈低信号，T2WI 上呈高信号，与多发性硬化较为相似，但是 DWI 上可见急性脑缺血灶呈高信号。MRA 检查显示脑动脉分支的闭塞，可以此与多发性硬化相鉴别。

脊髓多发血管母细胞瘤

性别	年龄	简要病史	检查方法
男	47 岁	颈部疼痛 1 个月余	颈椎 MRI(平扫＋增强)

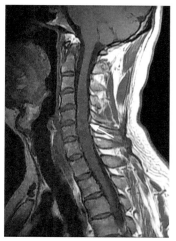

A
矢状面 T1WI

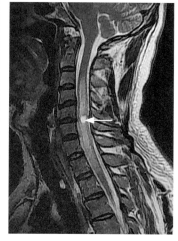

B
矢状面 T2WI

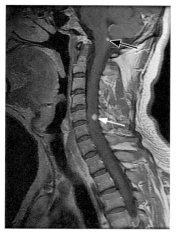

C
矢状面增强 T1WI

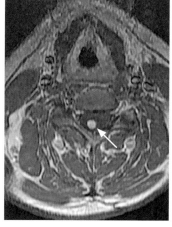

D
横断面增强 T1WI

图 1 - 17　脊髓多发血管母细胞瘤

影像特点 ▶ 颈髓增粗，颈5-颈6水平脊髓内见一枚类圆形结节，大小约 0.6cm×
0.8cm，T1WI 上呈稍低信号（A，白箭），T2WI 上呈高信号（B，白箭）伴周
围片状高信号水肿，增强后结节呈明显强化（C、D，白箭）。延髓后缘
见相似信号微小强化结节（C，黑箭）。

影像诊断 ▶ 颈5-颈6水平颈髓内结节及延髓微小结节，考虑血管母细胞瘤，建议
腹部检查排除 Von Hippel-Lindau 综合征。

鉴别诊断 ▶ **囊性胶质瘤**　肿瘤一般边界不清，囊壁厚薄不均，增强后囊壁亦可有
强化，瘤结节较大，基底较宽，常伴有钙化，强化程度不如血管母细胞
瘤明显。

▶ **囊性转移瘤**　多为中老年发病，有原发肿瘤病史，多发，水肿明显，增
强后环形强化。

病理结果 ▶ 颈髓血管母细胞瘤，WHO Ⅰ级。

脊髓星形细胞瘤

性别	年龄	简要病史	检查方法
男	3 岁	反复颈部疼痛伴活动受限 2 个月余	颈椎 MRI (平扫 + 增强)

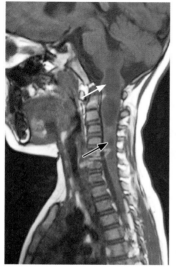

A
矢状面 T1WI

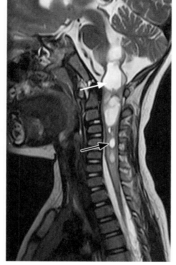

B
矢状面 T2WI

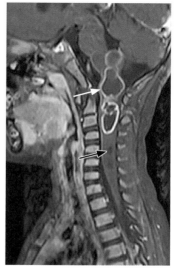

C
矢状面增强 T1WI

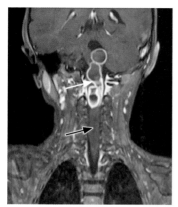

D
冠状面增强 T1WI

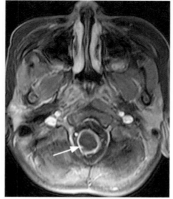

E
横断面增强 T1WI

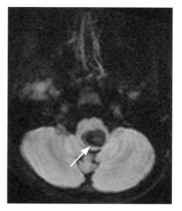

F
横断面 DWI (b = 1 000 s/mm²)

图 1-18 脊髓星形细胞瘤

影像特点
▶ 延髓及颈髓增粗，内见多发异常信号病灶，较大者大小约 1.7 cm×1.8 cm×5.4 cm，T1WI 上呈低信号（A，白箭），T2WI 上呈高信号（B，白箭），DWI 上呈低信号（F，白箭），增强后呈明显环形强化（C～E，白箭）。
▶ 上段颈髓内见串珠状异常信号，T1WI 上呈低信号（A，黑箭）、T2WI 上呈高信号（B，黑箭），增强未见明显强化（C、D，黑箭）。

影像诊断
▶ 延髓及颈髓星形细胞瘤，颈髓空洞症。

鉴别诊断
▶ **室管膜瘤** 小儿少见，好发颈髓及脊髓圆锥，位于脊髓中央，明显较均匀强化，境界清楚，预后良好。而星形细胞瘤小儿多见，脊髓圆锥较少见，病变范围较广泛，可偏于背侧，不均匀强化，也可强化不明显，境界不清，预后较差。
▶ **血管母细胞瘤** 肿瘤多偏于脊髓背侧，脊髓明显增粗，T1WI 上呈不均匀低信号，T2WI 上呈大片高信号，囊壁清晰；增强扫描小结节和实质性肿块明显强化，囊性成分不强化，瘤体下方脊髓多伴有脊髓空洞，脊髓背段点状、条索状的血管流空为特征性表现。

病理结果
▶ "延髓"活检 星形细胞瘤，WHO Ⅱ～Ⅲ级。

颈髓室管膜瘤

性别	年龄	简要病史	检查方法
女	40 岁	颈部疼痛 1 个月	颈椎 MRI（平扫＋增强）

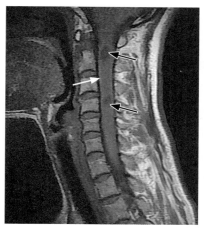

A
矢状面 T1WI

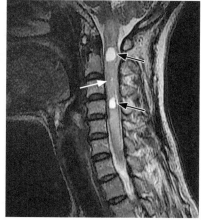

B
矢状面 T2WI

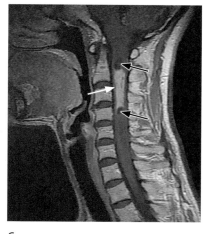

C
矢状面增强 T1WI

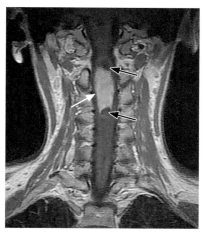

D
冠状面增强 T1WI

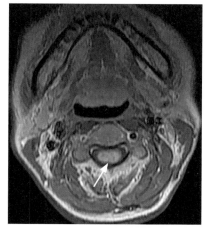

E
横断面增强 T1WI

图　颈 2～颈 4 水平脊髓内室管膜瘤

▶ 颈 2～颈 4 水平脊髓内卵圆形肿块,边界不清,大小约 0.8 cm × 1.4 cm × 3.0 cm。T1WI 上呈等信号(A,白箭),T2WI 上呈等-稍高信号(B,白箭),内部信号不均匀,增强呈明显强化(C～E,白箭)。

▶ 病灶上、下端见囊样信号,T1WI 上呈等信号(A,黑箭),T2WI 上呈高信号(B,黑箭),增强后未见强化(C、D,黑箭)。

影像诊断

▶ 颈 2～颈 4 水平脊髓内室管膜瘤。

鉴别诊断

▶ **星形细胞瘤** 发病部位以颈胸段脊髓常见,范围较大,偏心性生长,儿童可累及脊髓全长,38% 的病变有囊变,可以合并脊髓空洞症。脊髓明显增粗,T1WI 上信号低于脊髓,T2WI 上信号高于脊髓,囊变、出血、脊髓空洞使信号不均匀,肿瘤实体部分明显强化,可均匀或不均匀。

▶ **血管母细胞瘤** 一般呈偏心性生长,T1WI 上呈等信号或等低混杂信号,T2WI 上呈高信号,增强呈均匀或不均匀强化,部分可伴有脊髓空洞,典型者周边可见流空血管影。

病理结果

▶ 颈髓室管膜瘤。

胸 6~胸 7 水平脊膜瘤

性别	年龄	简要病史	检查方法
女	19 岁	双下肢麻木进行性加重 3 个月	胸椎 MRI(平扫 + 增强)

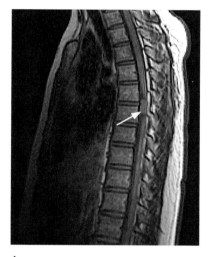

A
矢状面 T1WI

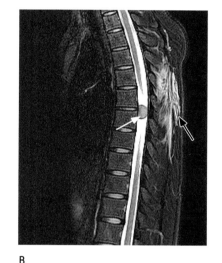

B
矢状面 T2WI 脂肪抑制

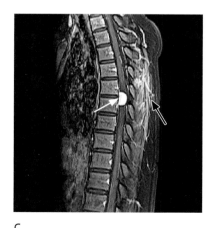

C
矢状面增强 T1WI

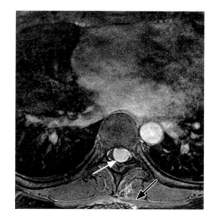

D
横断面增强 T1WI

图 1-20　胸 6~胸 7 水平脊膜瘤

影像特点

▶ 胸 6～胸 7 水平椎管内髓外硬膜下见一枚卵圆形结节，大小约 1.1 cm×1.8 cm×1.0 cm，边界清晰，T1WI 上呈等信号（A，白箭），T2WI 脂肪抑制序列上呈等信号（B，白箭），病灶以宽基底与硬膜相贴，增强呈明显、均匀强化（C、D，白箭），脊髓受压。

▶ 胸背部软组织 T2WI 脂肪抑制序列见高信号（B，黑箭），增强后有强化（C、D，黑箭）。

影像诊断

▶ 胸 6～胸 7 水平椎管内结节，考虑脊膜瘤。

▶ 胸背部软组织水肿、伴炎症可能。

鉴别诊断

▶ **神经鞘瘤** 常见于 20～40 岁，孤立结节，有完整包膜，可向椎间孔生长，生长缓慢、脊髓可有压迹，可囊变、出血、少钙化。T1WI 上呈等或略高信号，T2WI 上呈高信号，增强后均一、或不均一强化，有时可见中央"靶征"。

▶ **转移瘤** 常有原发肿瘤病史，典型为多发。脊髓表面见多发斑点、结节样强化。

病理结果

▶ "椎管内"脊膜瘤，WHO Ⅰ级。

左侧眼眶海绵状血管瘤

性别	年龄	简要病史	检查方法
女	57 岁	左侧眼球突出 1 年	术前眼眶 MRI(平扫 ＋ 增强) 术后复发眼眶 MRI(平扫 ＋ 增强)

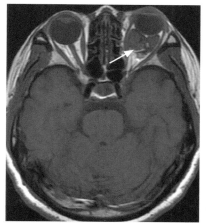

A
横断面 T1WI

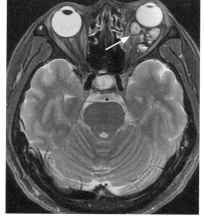

B
横断面 T2WI

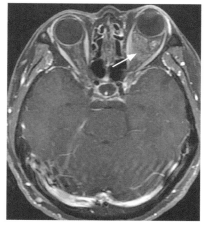

C
横断面增强 T1WI

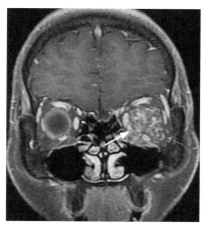

D
冠状面增强 T1WI

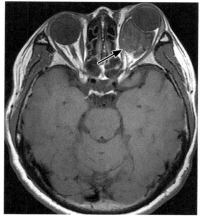

E
横断面 T1WI

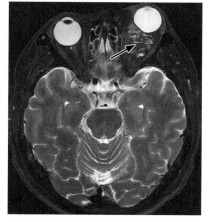

F
横断面 T2WI

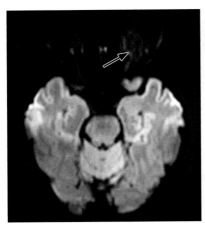

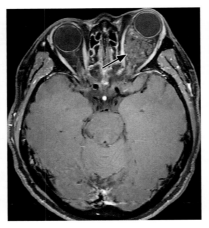

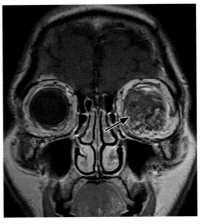

G
横断面 DWI(b = 800 s/mm²)

H
横断面增强 T1WI

I
冠状面增强 T1WI

图 1 - 21 左侧眼眶海绵状血管瘤

影像特点
▶ **术前 MRI(A～D)** 左侧眼球突出,球后肌锥内见不规则形异常信号,大小约 2. 3 cm × 2. 0 cm, 呈分叶状, T1WI 上呈等低信号(A, 白箭), T2WI 上呈高低混杂信号(B, 白箭), 增强后强化不均匀(C, 白箭), 伴延迟强化(D, 白箭)。左侧视神经显示不清, 内侧眼外肌包绕表现。
▶ **术后 1 年复查 MRI(E～I)** 左侧眼球突出, 球后肌锥内见不规则形异常信号, 呈分叶状, 大小约 3. 5 cm × 2. 5 cm, T1WI 上呈等低信号(E, 黑箭), T2WI 上呈不均匀高信号, 伴多发小液平(F, 黑箭), DWI 上呈低信号(G, 黑箭), 增强后肿块不均匀强化(H, 黑箭), 冠状面病灶强化范围逐渐扩大(I, 黑箭)。视神经显示不清。

影像诊断
▶ 左侧眼眶海绵状血管瘤, 术后复发。

鉴别诊断
▶ **神经鞘瘤** 肿块境界清楚, 病变生长方式与眼眶前后径一致, 呈椭圆形或条索状。肿瘤可发生囊变, 增强扫描其实性部分可见中度、明显强化。
▶ **淋巴管瘤** CT 表现为等密度, 密度较均匀。T1WI 上呈等低信号, T2WI 上呈高信号, 信号不均匀, 增强后间隔可呈不均匀渐进性强化。

▶ **脑膜瘤** 视神经脑膜瘤可呈梭形、椭圆形、偏心性生长或弥漫累及整个眼眶。CT上呈等密度,可含有钙化,增强扫描明显强化,部分可显示"双轨征"。MR T1WI 和 T2WI 上呈等低信号,增强扫描呈明显强化,部分可清楚显示"双轨征"。

▶ **炎性假瘤** 眼环、泪腺、眼外肌、眶脂体、视神经可同时或单独受累,增强可呈轻度、中度强化。T1WI 上呈低或中等信号,T2WI 上呈中等或高信号。

病理结果 ▶ **外院术后** 左眼血管瘤。

右侧眼眶神经母细胞瘤转移

性别	年龄	简要病史	检查方法
女	2 岁	眼球外凸伴右侧眼睑肿胀 逐渐加重 2 个月	头颅 CT（平扫 + MPR） 头颅 MRI（平扫 + 增强）

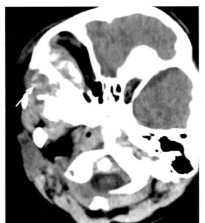

A
横断面 CT 平扫

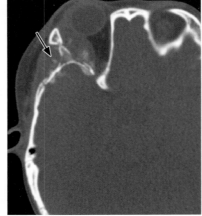

B
横断面 CT（骨窗）

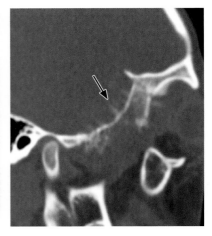

C
矢状面 CT（骨窗 MPR）

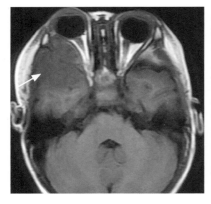

D
横断面 T1WI

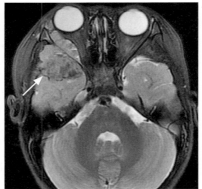

E
横断面 T2WI FLAIR

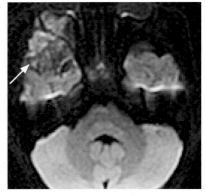

F
横断面 DWI（b = 800 s/mm²）

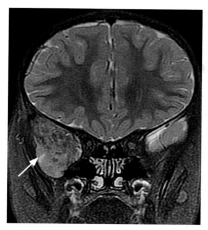

G

冠状面 T2WI

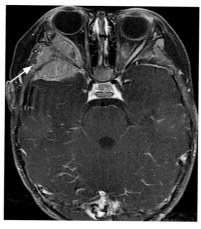

H

横断面增强 T1WI

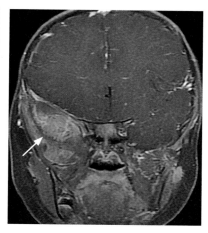

I

冠状面增强 T1WI

图 1-22 右侧眼眶神经母细胞瘤转移

影像特点

▶ **CT** 右侧眼球后外侧见稍高密度肿块（A，白箭），部分边缘欠清，前后径约 4.5 cm。眼眶外侧壁及颞骨骨质破坏，周围见骨针样改变（B、C，黑箭）。

▶ **MRI** 右侧眼球稍突出，右眼眶外侧壁局部骨质破坏，周围见不规则肿块，范围约 3.2 cm × 3.7 cm × 4.6 cm，T1WI 上呈低信号（D，白箭），T2WI 上呈稍高信号（E、G，白箭），DWI 上呈稍高信号（F，白箭），信号不均匀，增强后明显强化（H、I，白箭），向内推压眼外肌。右侧视神经受压略向内侧移位。双侧眼球大小正常，晶状体及玻璃体未见明显异常。左侧视神经走向自然，形态正常。

影像诊断

▶ 右侧眼眶神经母细胞瘤转移。

鉴别诊断

▶ **朗格汉斯细胞组织细胞增生症（LCH）** 表现为病变侧范围大小不一的骨质破坏伴软组织肿块，骨质破坏较彻底，仅边缘可见残余骨质，边界清晰锐利，无钙化，无骨膜反应，可伴骨质硬化。MRI 表现为较均匀的T1WI 等低信号、T2WI 等高信号，增强后明显均匀强化。

▶ **横纹肌肉瘤** 呈圆形或椭圆形，边缘光滑，边界清楚，实性或囊实性。CT 平扫呈稍高密度，密度多均匀，周围可无骨质破坏，肿瘤常不侵犯眼肌、视神经及眼球，眼球主要表现为受压、移位或局部被病灶包绕。MRI 平扫表现为 T1WI 稍低信号，T2WI 稍高信号，DWI 高信号，增强后实性成分明显强化。

▶ **淋巴瘤** CT 上一般呈稍高密度，密度较均匀。MRI 上信号较均匀，DWI 上呈高信号，T1WI、T2WI 上呈等信号，增强后强化均匀。

病理结果

▶ "眼眶肿瘤"小圆细胞恶性肿瘤，形态学及酶标记提示转移性神经母细胞瘤。

右眼泪腺炎性假瘤

性别	年龄	简要病史	检查方法
男	82 岁	右眼上睑包块 3 天	眼眶 MRI(平扫 + 增强)

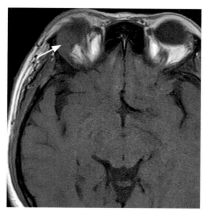

A
横断面 T1WI

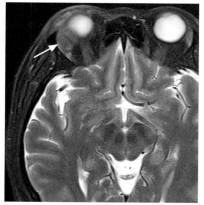

B
横断面 T2WI

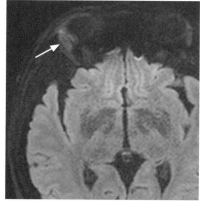

C
横断面 DWI(b = 1 000 s/mm²)

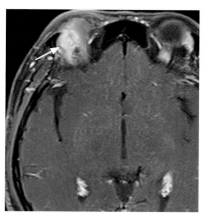

D
横断面增强 T1WI(1)

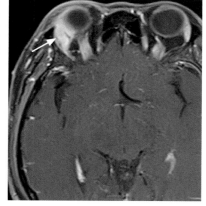

E
横断面增强 T1WI(2)

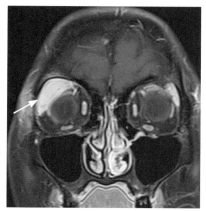

F
冠状面增强 T1WI

图 1 - 23　右眼泪腺炎性假瘤

影像特点
▶ 右侧泪腺明显增大,信号不规则,边界欠清,范围大小约 2.9 cm ×
1.3 cm,呈 T1WI 等信号(A,白箭)、T2WI 等高信号(B,白箭)、DWI 稍高
信号(C,白箭),增强后明显强化(D~F,白箭),右眼球外上壁略受压
改变。
▶ 双侧眼球内信号未见明显异常。左眼泪腺形态、信号未见明显异常。

影像诊断
▶ 右眼泪腺炎性假瘤。

鉴别诊断
▶ **淋巴瘤** 单发较多,双侧较少,多见于眼眶外上象限。多为形态不规
则弥漫性肿块,边界较清;密度或信号较均匀,CT 为软组织密度,MRI
表现为 T1WI 稍低或等信号,T2WI 等或稍高信号,增强呈中等均匀强
化,出血、囊变、坏死少见。
▶ **眼眶海绵状血管瘤** 增强扫描后强化明显,渐进性强化,眼球壁和眼
肌均不受侵犯,无眼环和眼肌增厚的表现,瘤体内可出现静脉石。
▶ **甲状腺相关性免疫眼眶病** 眼外肌呈梭形肥厚,肌腱止点正常,眼外
肌肥厚发生频率为内、下、上、外,双侧眼外肌受累多见。

左侧视神经胶质瘤

性别	年龄	简要病史	检查方法
男	2 岁	左眼内斜视并进行性加重 2 个月余	头颅 MRI(平扫 + 增强)

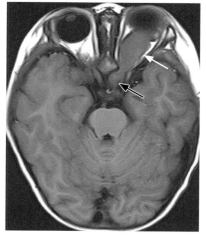

A
横断面 T1WI

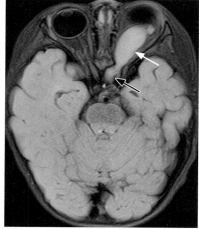

B
横断面 T2WI FLAIR

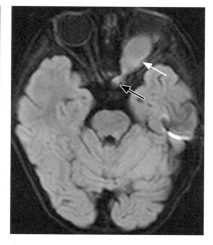

C
横断面 DWI(b = 1 000 s/mm²)

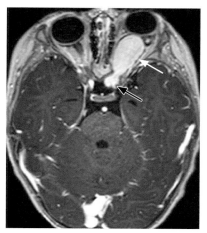

D
横断面增强 T1WI

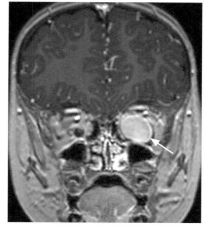

E
冠状面增强 T1WI

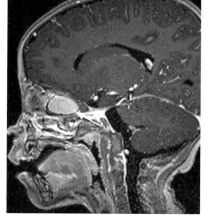

F
矢状面增强 T1WI

图 1 - 24　左侧视神经胶质瘤

▶ 左侧视神经明显增粗,呈梭形改变,范围约 3.0 cm × 1.3 cm,信号均匀。T1WI 上呈等信号 (A,白箭),T2WI FLAIR 上呈高信号 (B,白箭),DWI 上呈高信号 (C,白箭),增强后明显均匀强化 (D~F,白箭),病灶向后延伸至视交叉 (A~D,黑箭)。

▶ 左眼球后壁受压改变。

影像诊断

▶ 左侧视神经胶质瘤。

鉴别诊断

▶ **视神经脑膜瘤** 主要见于成人,CT 表现为等或略高密度,可见钙化,边缘光整。MRI 表现为 T1WI、T2WI 等信号,肿瘤强化明显,而视神经无强化,形成特征性"轨道征"。

▶ **视神经炎** 视神经可增粗,边缘欠光整,不均匀强化。

▶ **视神经蛛网膜下腔增宽** 见于颅内压增高,一般有颅内原发病变。

病理结果

▶ 未手术,行化疗。

鼻窦炎

性别	年龄	简要病史	检查方法
女	68 岁	鼻塞、流涕伴头晕 1 周	鼻窦 CT(平扫 + MPR)

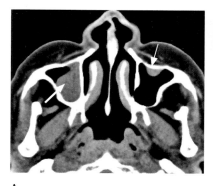

A
横断面 CT 平扫（上颌窦）

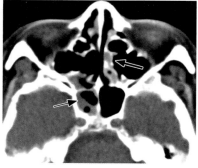

B
横断面 CT 平扫（筛窦及蝶窦）

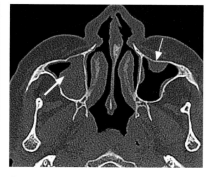

C
横断面 CT 平扫（骨窗，上颌窦）

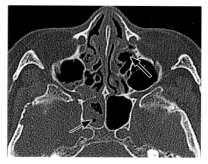

D
横断面 CT 平扫（骨窗，
筛窦及蝶窦）

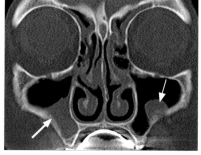

E
冠状面 CT MPR(上颌窦)

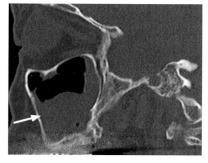

F
矢状面 CT MPR(右侧上颌窦)

图 1-25 鼻窦炎

影像特点

▶ 右侧上颌窦(A、C,白箭)、两侧筛窦(B、D,粗黑箭)、蝶窦右房(B、D,细黑箭)内见密度增高影。

▶ 双侧上颌窦内类圆形密度增高影,右侧较大,大小分别约 3.0 cm×2.0 cm(A、C、E、F,粗白箭),0.5 cm×0.9 cm(A、C、E,细白箭)。

影像诊断

▶ 右侧上颌窦、两侧筛窦、蝶窦炎症;双侧上颌窦黏膜下囊肿。

鉴别诊断

▶ **内翻性乳头状瘤** 好发于鼻腔外侧壁近中鼻道处,匍匐生长,有局部侵袭性,可引起骨质破坏,单侧多见,分叶状,边界清晰。MR T1WI 上呈等信号,T2WI 上呈不均匀高信号,增强呈中等或明显强化,延迟期强化减退。MRI 特征性表现为 T2WI 或增强序列上呈现"栅栏征"或"脑回征"。

▶ **鼻窦恶性肿瘤** CT 通常表现为鼻窦内软组织肿块,一般密度均匀,肿块较大时可有低密度区,部分可见钙化。可直接侵及邻近结构,产生骨质破坏。增强肿瘤呈中度或明显强化。MRI 可清楚显示肿瘤侵犯周围结构的范围。

鼻咽癌

性别	年龄	简要病史	检查方法
男	69 岁	右侧鼻腔反复出血 1 年,右耳听力下降 2 个月	鼻咽部 MRI(平扫 + 增强)

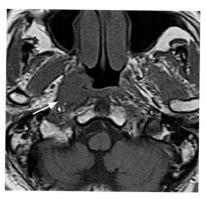

A
横断面 T1WI

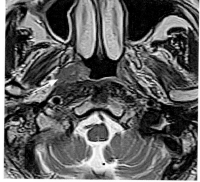

B
横断面 T2WI

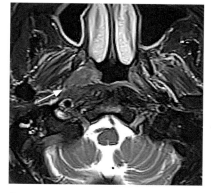

C
横断面 T2WI 脂肪抑制

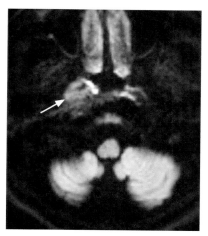

D
横断面 DWI(b = 800 s/mm²)

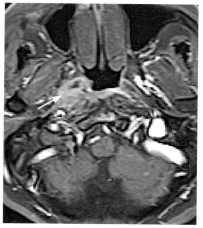

E
横断面增强 T1WI

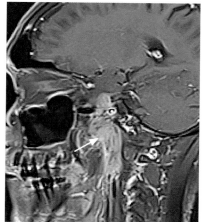

F
矢状面增强 T1WI

图 1-26 鼻咽癌

影像特点 ▶ 右侧咽隐窝消失，见不规则软组织肿块，大小约 1.5 cm × 2.9 cm × 2.2 cm，边界不清，T1WI 上呈等信号（A，白箭），T2WI 上呈等-稍高信号（B、C，白箭），DWI 上呈不均匀高信号（D，白箭），增强后肿块明显强化（E、F，白箭）。

影像诊断 ▶ 鼻咽癌。

鉴别诊断 ▶ **鼻咽纤维血管瘤** 多发生于 15～25 岁青年男性，又称男性青春期出血性鼻咽纤维血管瘤。MRI 显示鼻咽部类圆形或哑铃状肿块，边界清晰，常可见特征性"盐-胡椒"征，增强后明显强化。

▶ **鼻咽部淋巴瘤** 亦好发于青壮年，可以多中心发生，侵犯范围广，骨质破坏少见，增强扫描多呈轻度强化，周围淋巴结肿大，转移淋巴结通常无中心坏死。

▶ **鼻息肉** 临床无反复鼻出血症状，多双侧发病，呈"哑铃形"向后延伸至鼻咽部，由于组织学上绝大多数为水肿型，故 T2WI 上多为明显高信号，增强后病变边缘黏膜强化而中央部分不强化。

病理结果 ▶ **"鼻咽部"活检** 低分化癌。

喉癌

性别	年龄	简要病史	检查方法
男	61 岁	咽部异物感 1 个月余。	喉部 CT(平扫 + 增强 + MPR)， 喉部 MRI(平扫 + 增强)

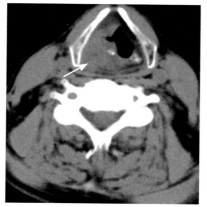

A
横断面 CT 平扫

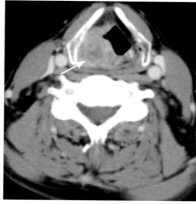

B
横断面增强 CT

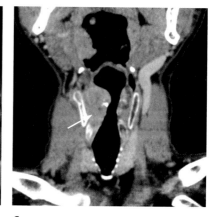

C
冠状面增强 CT MPR

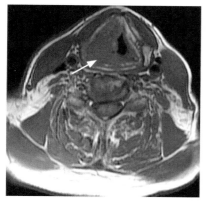

D
横断面 T1WI

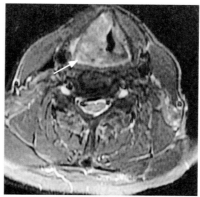

E
横断面 T2WI 脂肪抑制

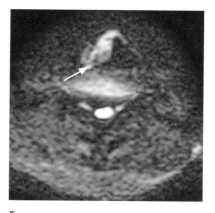

F
横断面 DWI(b = 800 s/mm²)

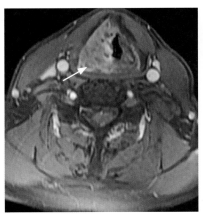
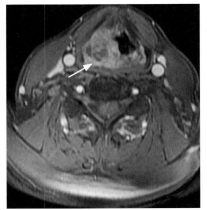
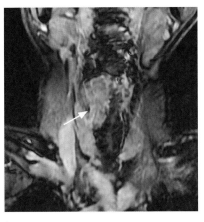

G
横断面增强 T1WI(1)

H
横断面增强 T1WI(2)

I
冠状面增强 T1WI

图 1-27 喉癌

影像特点
▶ **CT** 右侧声门处不规则肿块,大小约 2.9 cm×2.4 cm,平扫呈等密度(A,白箭),增强后明显强化(B、C,白箭),强化不均匀,邻近环状软骨密度欠均匀。

▶ **MRI** 右侧声带见不规则肿块,喉腔狭窄,T1WI 上呈低信号(D,白箭),T2WI 上呈高信号(E,白箭),DWI 弥散受限,呈高信号(F,白箭),增强后明显不均匀强化(G～I,白箭)。

影像诊断
▶ 喉部右侧声门处肿块,环状软骨骨质破坏,考虑喉癌。

鉴别诊断
▶ **喉水肿** 黏膜弥漫性增厚,边缘光整,两侧较对称。

▶ **声带息肉/乳头状瘤** 多见于声带前端,病变限于黏膜位,不侵犯深层组织。

▶ **喉结核** 较少见,多继发于肺结核,疼痛剧烈,病变位于喉后部,呈多数浅溃疡。影像表现为喉黏膜的弥漫性、对称性增厚,表面尚光整,病变范围广,伴或不伴会厌谿、双侧喉前、喉旁间隙变窄或消失,双侧梨状窝变浅或消失,喉腔变窄。

病理结果
▶ "喉"高分化鳞癌,肿瘤浸润至黏膜下纤维结缔组织。

左侧腮腺多形性腺瘤

性别	年龄	简要病史	检查方法
男	41 岁	发现左耳后肿块 2 周余。	腮腺 MRI（平扫＋增强），腮腺超声

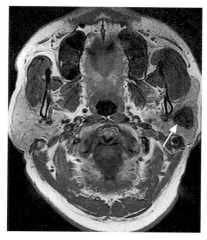

A
横断面 T1WI

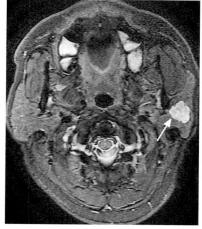

B
横断面 T2WI 脂肪抑制

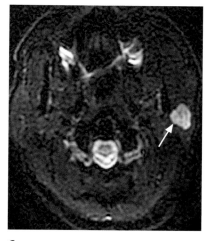

C
横断面 DWI(b＝800 s/mm²)

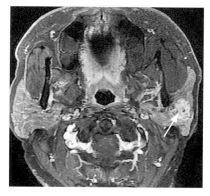

D
横断面增强 T1WI

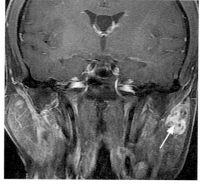

E
冠状面增强 T1WI

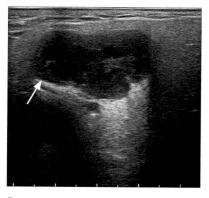

F
超声

图 1-28　左侧腮腺多形性腺瘤

影像特点 ▶ **MRI** 左侧腮腺见不规则肿块,边缘呈分叶状,边界较清晰,大小约 2.1 cm×2.7 cm×1.8 cm,T1WI 上呈低信号(A,白箭),T2W 脂肪抑制序列呈不均匀高信号(B,白箭),DWI 上呈高信号(C,白箭),增强后明显强化,内可见散在小片无强化区(D、E,白箭)。

▶ **超声** 左侧腮腺内低回声肿块(F,白箭),大小约 2.8 cm×1.5 cm,边界尚清,形态略呈分叶状,周边少量血流。

影像诊断 ▶ 左侧腮腺肿块,考虑多形性腺瘤。

鉴别诊断 ▶ **腺淋巴瘤** 中老年高发,与吸烟关系密切,病变位于腮腺浅叶、下极;呈类圆形,局部坏死可见信号不均,增强后呈"快进-快出"强化特点,动脉期强化明显,静脉期强化幅度明显下降。

▶ **基底细胞瘤** 中老年女性好发,多有大囊变,明显持续强化。

▶ **肌上皮瘤** 从周边向中心结节状填充强化,持续性强化。

病理结果 ▶ "左侧腮腺"多形性腺瘤,局灶累及包膜,呈多结节状生长。

双侧中耳乳突炎，鼻窦炎

性别	年龄	简要病史	检查方法
男	30 岁	双耳闷胀感、鼻塞 1 个月	颞骨高分辨率 CT 平扫 + MPR，头颅 MRI(平扫 + 增强)

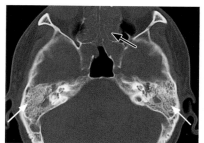

A
横断面 CT 平扫

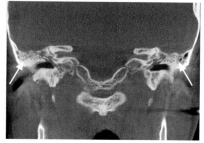

B
冠状面 CT(外耳道层面)

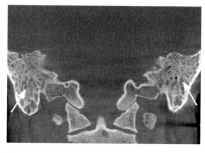

C
冠状面 CT(乳突小房层面)

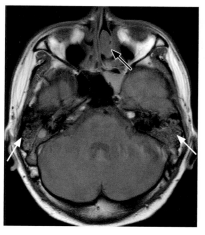

D
横断面 T1WI

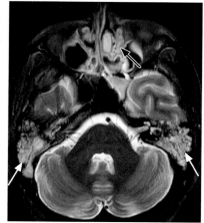

E
横断面 T2WI

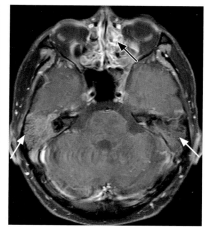

F
横断面增强 T1WI

图 1 - 29　双侧中耳乳突炎, 鼻窦炎

影像特点

▷ **CT** 双侧乳突小房气化程度差,双侧中耳鼓室、鼓窦及乳突小房内见密度增高影(A~C,白箭),内耳形态正常。鼻窦内见相似密度影(A,黑箭)。

▷ **MRI** 双侧乳突小房内异常信号,T1WI上呈低信号(D,白箭)、T2WI上呈高信号(E,白箭),增强后有轻度强化(F,白箭)。鼻窦内见相似信号影(D~F,黑箭)。

影像诊断

▷ 双侧中耳乳突炎,鼻窦炎。

鉴别诊断

▷ **中耳癌** 好发于中老年,表现为不规则肿块,增强呈中度强化,骨质破坏为溶骨性,骨质破坏以中耳腔为中心向周围发展。

▷ **朗格汉斯细胞组织细胞增生症(LCH)** 好发于儿童,表现为病变侧颞骨范围大小不一的骨质破坏伴软组织肿块,骨质破坏较彻底,仅边缘可见残余骨质,边界清晰锐利,无钙化,无骨膜反应,可伴骨质硬化。MRI表现为较均匀的T1WI等低信号、T2WI等高信号,增强后明显均匀强化。

▷ **鼓室球瘤** 发生于鼓岬区,MRI增强检查肿瘤明显强化,强化程度接近血管。

▷ **胆固醇肉芽肿** 鼓室、鼓窦区软组织灶,T1WI和T2WI上均呈高信号,增强后明显均匀强化。

右侧中耳胆脂瘤

性别	年龄	简要病史	检查方法
男	58 岁	右耳反复流脓 5 年, 伴听力下降 3 年余	颞骨高分辨率 CT 平扫 + MPR

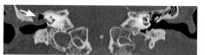

A
冠状面 CT (外耳道层面)

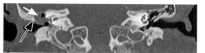

B
冠状面 CT (鼓室盾板层面)

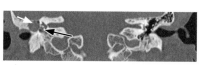

C
冠状面 CT (听小骨层面)

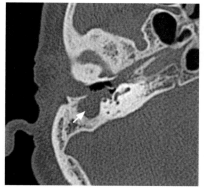

D
横断面 CT (局部放大)

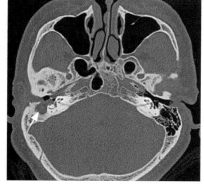

E
横断面 CT

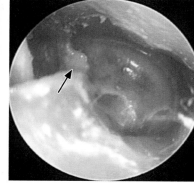

F
右耳内镜

图 1 - 30　右侧中耳胆脂瘤

> 影像特点

> ▶ **冠状面 MPR 及横断面 CT**　右侧中耳鼓室 (A～C, 白箭) 及乳突小房内
> 见密度增高影 (D、E, 白箭), 鼓窦入口膨胀性扩大, 右侧上鼓室见密度
> 增高影, 鼓室盾板变钝 (B, 黑箭), 局部听小骨骨质破坏 (C, 黑箭)。

> ▶ **内镜检查**　右上鼓室、鼓窦胆脂瘤 (F, 黑箭), 右侧慢性中耳炎, 右鼓膜
> 松弛部内陷, 似有穿孔。

影像诊断 ▶ 右侧胆脂瘤型中耳炎。

鉴别诊断 ▶ **朗格汉斯细胞组织细胞增生症（LCH）** 好发于儿童，表现为病变侧颞骨范围大小不一的骨质破坏伴软组织肿块，骨质破坏较彻底，仅边缘可见残余骨质，边界清晰锐利，无钙化，无骨膜反应，可伴骨质硬化。MRI 表现为较均匀的 T1WI 等低信号、T2WI 等高信号，增强后明显均匀强化。

▶ **鼓室球瘤** 发生于鼓岬区，MRI 增强检查肿瘤明显强化，强化程度接近血管。

▶ **胆固醇肉芽肿** 鼓室、鼓窦区软组织灶，T1WI 和 T2WI 上均呈高信号，增强后明显均匀强化。

▶ **中耳癌** 好发于中老年，不规则肿块，增强呈中度强化，骨质破坏为溶骨性，骨质破坏以中耳腔为中心向周围发展。

病理结果 ▶ "右耳"符合胆脂瘤。

慢性支气管炎、肺气肿

性别	年龄	简要病史	检查方法
男	79 岁	反复咳喘多年	胸部 X 线摄影，胸部 CT 平扫

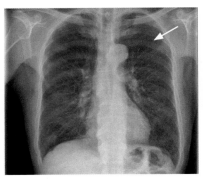

A

胸部 X 线片（正位）

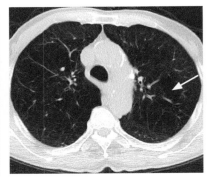

B

横断面 CT 平扫（肺窗 1）

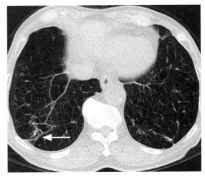

C

横断面 CT 平扫（肺窗 2）

图 2-1 慢性支气管炎、肺气肿

影像特点

▶ **X 线片** 两肺纹理略粗糙，肺野透亮度增加（A，白箭），膈面略低平。

▶ **CT 平扫** 两肺支气管血管束纤细、透亮度增加（B，白箭）；两肺下叶不规则索条影及少许条片模糊影（C，白箭），两侧胸膜局部稍增厚、粘连。

影像诊断

▶ 肺气肿，慢性支气管炎合并感染；两肺下叶少许纤维灶。

鉴别诊断

▶ **肺结核** 肺结核影像学表现呈多态性，好发于上叶尖后段、下叶背段和后基底段，可表现为浸润、空洞、增殖、纤维化、钙化等，可结合临床表现及痰培养等鉴别。

▶ **支气管扩张** 胸部 X 线早期可能正常或仅有肺纹理增粗；CT 可见明确的囊状、管状支气管扩张。

支气管扩张

性别	年龄	简要病史	检查方法
女	80 岁	反复咳嗽数年,发热 3 天,既往咯血史	胸部 CT 平扫

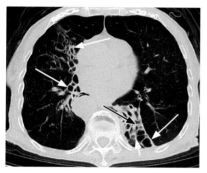 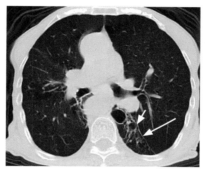 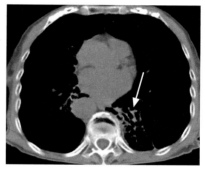

A 横断面 CT 平扫(肺窗 1)   B 横断面 CT 平扫(肺窗 2)   C 横断面 CT 平扫(纵隔窗)

图 2-2   右肺中叶及两肺下叶支气管扩张

影像特点 ▶ 右肺中叶及两肺下叶支气管囊状扩张(A~C,长白箭),部分呈蜂窝状 (A,短白箭),局部可见小气-液平(A,长黑箭);右肺中叶及两肺下叶 扩张支气管管壁环状增厚(B,短白箭)。降主动脉迂曲至脊柱右前方。

影像诊断 ▶ 右肺中叶及两肺下叶支气管扩张伴少许感染。

鉴别诊断 ▶ **肺内型支气管囊肿** 青少年多见,可表现单囊或多囊状,含气或含液, 囊壁菲薄,可伴有点状或弧线样钙化。

▶ **肺脓肿** 常表现为厚壁空洞、含气-液平,周围可伴有炎性渗出及实 变,临床多为急性起病,伴发热、脓臭痰等。

大叶性肺炎

性别	年龄	简要病史	检查方法
男	3 岁	发热 10 天	胸部 X 线摄影,胸部 CT 平扫

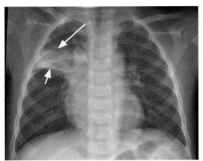
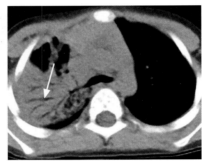
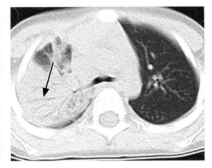

A
胸部 X 线片(正位)

B
横断面 CT 平扫(纵隔窗)

C
横断面 CT 平扫(肺窗)

图 2-3　右肺上叶大叶性肺炎

影像特点

▶ **X 线片**　右肺上中部大片密度增高影(A,长白箭),下缘叶间裂显示清楚(A,短白箭),病变呈肺叶分布。

▶ **CT 平扫**　右肺上叶病变体积无明显改变,可见充气支气管影(B,长白箭;C,长黑箭)。

影像诊断

▶ 右肺上叶大叶性肺炎。

鉴别诊断

▶ **肺不张**　CT 常显示局部肺体积缩小、呈均匀性密度增高影,但其内无空气支气管征,一侧肺不张时可有肋间隙变窄、纵隔向患侧移位、横膈升高等表现。

▶ **小叶性肺炎** 多见于婴幼儿、老年人和极度衰弱的患者,病变范围呈小叶性,呈两肺散在分布。CT上显示两肺多发散在斑片状影,常为中下部,片状影边缘模糊不清、密度不均。

支气管肺炎

性别	年龄	简要病史	检查方法
男	2 岁	反复发热 5～6 天	胸部 X 线摄影,胸部 CT 平扫

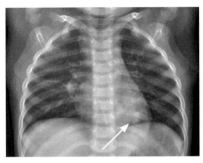

A

胸部 X 线片 (正位)

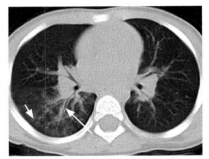

B

横断面 CT 平扫 (肺窗 1)

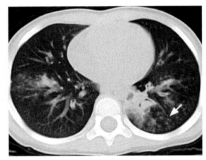

C

横断面 CT 平扫 (肺窗 2)

图 2-4 支气管肺炎

影像特点

▶ **X 线片** 两肺肺纹理增多伴小斑片模糊影,以心影后左下肺明显 (A, 长白箭)。

▶ **CT 平扫** 两肺下叶支气管血管束增粗、模糊,部分可见双轨征 (B,长白箭),可见沿支气管分布的多发小片模糊影 (B、C,短白箭)。

影像诊断

▶ 两肺支气管肺炎。

鉴别诊断

▶ **大叶性肺炎** 典型表现为肺叶或肺段分布的大片实变影;部分支气管肺炎病灶可融合成大片状实变,而似大叶性肺炎样表现,但其密度不如大叶性肺炎实变期均匀。

▶ **间质性肺炎** 肺泡壁及小叶间隔的间质水肿和增厚表现为短线条状影,且交织成网状或呈弥漫性磨玻璃状肺透亮度减低,磨玻璃样改变系间质病变将正常肺纹理掩盖。

间质性肺炎

性别	年龄	简要病史	检查方法
女	83 岁	气喘多年	胸部 X 线摄影,胸部 CT 平扫

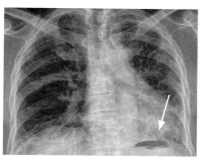

A

胸部 X 线片(正位)

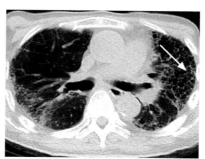

B

横断面 CT 平扫(肺窗 1)

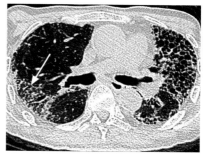

C

横断面 CT 平扫(肺窗 2)

图 2‑5　两肺间质性肺炎

影像特点

▶ **X 线片**　两肺肺纹理增多、增粗,伴网格样影(A,长箭)。

▶ **CT 平扫**　两肺散在网格状影、蜂窝状影、散在斑片影,以胸膜下分布为主(B、C,长箭)。

影像诊断

▶ 两肺间质性肺炎。

鉴别诊断

▶ **过敏性肺炎**　CT 表现为小叶中心结节或多灶的马赛克灌注和(或)空气潴留,典型表现为不以胸膜下分布为主,而是累及全肺且以中肺或上肺为主。

▶ **结节病(sarcoidosis)**　主要累及上肺,呈中央或支气管血管周围分布,淋巴管周围结节可同时伴有纤维化。

▶ **机化性肺炎**（organizing pneumonia, OP） 典型表现为局灶性实变，少见磨玻璃样改变，偶见小叶中心性结节，最终可形成肺瘢痕，"环礁征"或"反晕征"高度提示 OP。

2.6 肺脓肿

性别	年龄	简要病史	检查方法
男	51 岁	发热 7 天	胸部 CT 平扫＋增强

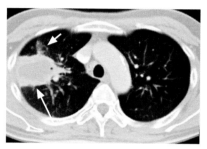 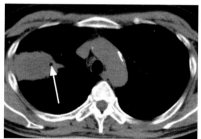 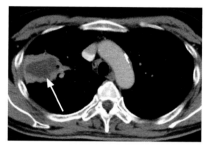

A   B   C
横断面 CT 平扫（肺窗）   横断面 CT 平扫（纵隔窗）   横断面增强 CT（纵隔窗）

图 2-6　右肺上叶肺脓肿

影像特点
- ▶ 右肺上叶可见类圆形软组织密度灶（A，长白箭），周围可见散在小片模糊影（A，短白箭）。
- ▶ 纵隔窗可见病灶密度不均，内可见不规则稍低密度区及斑点气体密度灶（B，长白箭）。
- ▶ 增强扫描可见病灶稍低密度区，病灶周围有强化，境界更清楚，内部无强化（C，长白箭）。

影像诊断
- ▶ 右肺上叶肺脓肿。

鉴别诊断
- ▶ **肺囊肿**　可单发或多发，一般囊壁菲薄，与支气管相通可形成液气囊或含气囊腔，囊肿可破裂形成气胸，周围无浸润或浸润很少。影像学下多为圆形或卵圆形环状影，内含囊液，密度均匀一致，边缘光整。

▶ **周围型肺癌** 发生在三级支气管以下、呼吸性细支气管以上的肺癌，CT 上可表现为结节或团块，形状可为圆形、类圆形或不规则，多位于两肺中外带，增强 CT 扫描时瘤体可完全强化，病灶周围无卫星灶，部分肿块表面凹凸不平呈分叶状，见血管集束征、细支气管充气征或毛刺征，肿块内可以出现坏死及钙化，可以侵犯胸膜或者出现薄壁空腔。

肺结核

性别	年龄	简要病史	检查方法
男	42 岁	发热、乏力 1 个月余	胸部 CT 平扫

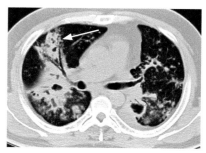

A
横断面 CT 平扫(肺窗 1)

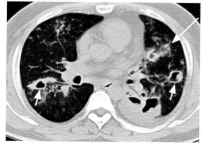

B
横断面 CT 平扫(肺窗 2)

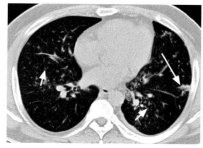

C
横断面 CT 平扫(肺窗 3)

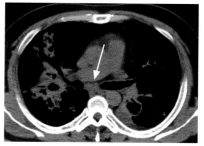

D
横断面 CT 平扫(纵隔窗 1)

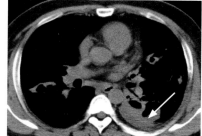

E
横断面 CT 平扫(纵隔窗 2)

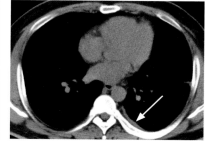

F
横断面 CT 平扫(纵隔窗 3)

图 2‑7 两肺浸润性肺结核

影像特点

▶ 两肺可见散在斑片、大片模糊影,上肺为著(A～C,长白箭);两肺可见散在多发空洞,空洞壁不规则,边缘尚光滑(B,短白箭);两肺弥漫分布大小不等的结节样影(C,短白箭)。

▶ 纵隔间隙可见增大淋巴结影(D,长白箭)。

▶ 左侧胸腔可见弧形水样密度带(E、F,长白箭)。

影像诊断 ▶ 两肺浸润性肺结核。

鉴别诊断 ▶ **周围型肺癌** 典型的影像学表现为肿块或者结节,伴有分叶、脐凹征或棘突、毛刺,空洞壁厚、凹凸不平,偏心空洞,肿块周围可有血管集聚征。

▶ **肺转移瘤** 有原发肿瘤病史,CT表现为多发、大小不一、密度均匀或不均匀、边缘清楚的圆形病灶,也可表现为孤立性病灶。

▶ **肺脓肿** 表现为单发或多发厚壁空洞伴液平,内缘光整,急性期周围有渗出病变。慢性期空洞壁可变薄,周围有条索状纤维化。

2.8

肺错构瘤

性别	年龄	简要病史	检查方法
女	27 岁	体检发现肺部阴影	胸部 CT 平扫＋增强＋重组

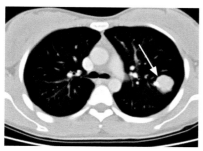

A
横断面 CT 平扫（肺窗）

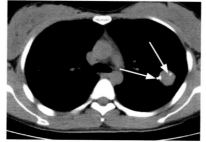

B
横断面 CT 平扫（纵隔窗）

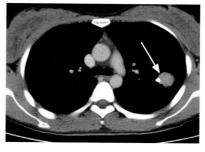

C
横断面增强 CT（纵隔窗）

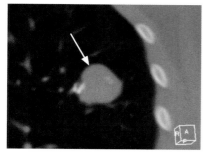

D
MPR

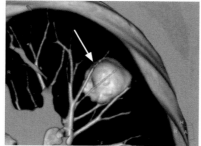

E
VR（1）

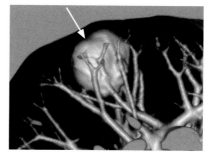

F
VR（2）

图 2-8　左肺上叶错构瘤

影像特点

▶ 左肺上叶尖后段类圆形稍高密度结节（A、E、F，箭），边缘清晰光整，形态规则；内部密度不均匀，可见斑点及爆米花样钙化（B，箭），增强后实质明显不均匀强化（C，箭）。

▶ 重组图像示病灶边缘光滑、轻度分叶（D，箭），周围肺组织未见明显异常。

影像诊断 ▶ 左肺上叶错构瘤。

鉴别诊断
▶ **周围型肺癌** 表现为结节或肿块,可见分叶、细短毛刺及胸膜凹陷征,可形成偏心空洞。

▶ **结核球** 一般位于肺上叶尖后段或下叶背段,轮廓光整的肿块,密度常均匀,肿块周边可有弧状钙化,病灶附近常有散在卫星灶。

▶ **单发肺转移瘤** 一般有原发恶性肿瘤病史,结节或肿块密度可均匀或不均匀。

中央型肺癌

性别	年龄	简要病史	检查方法
男	49 岁	咳血半月余	胸部 CT 平扫＋增强

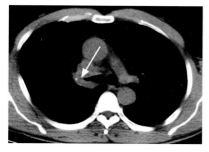

A
横断面 CT 平扫（纵隔窗 1）

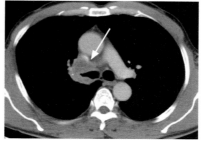

B
横断面增强 CT（纵隔窗 1）

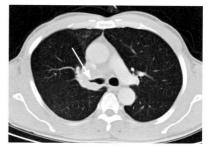

C
横断面 CT 平扫（肺窗 1）

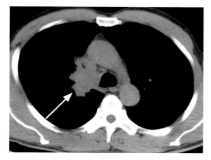

D
横断面 CT 平扫（纵隔窗 2）

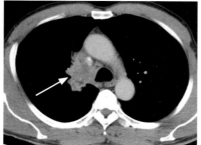

E
横断面增强 CT（纵隔窗 2）

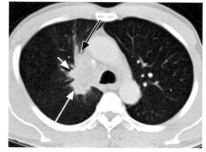

F
横断面 CT 平扫（肺窗 2）

图 2-9　右肺门中央型肺癌，右肺上叶阻塞性肺炎

影像特点 ▶ 右肺上叶支气管狭窄闭塞（A、C，长白箭），右上肺门区见不规则肿块（D、F，长白箭），边缘不规则伴毛刺（F，短白箭），外侧缘稍模糊，周围见斑片状、条片状模糊影（F，长黑箭）；平扫肿块密度均匀，增强后不均匀强化（E，长白箭），与肺门分界不清，纵隔可见散在肿大淋巴结（B，长白箭）。

影像诊断 ▶ 右肺门中央型肺癌;右肺上叶阻塞性肺炎。

鉴别诊断 ▶ **支气管内膜结核** 支气管壁增厚,内缘不规则而外缘较光滑,有时狭窄与扩张并存,一般不形成管壁肿块,可伴阻塞性肺炎或肺不张。
▶ **支气管腺瘤** 表面光滑,邻近支气管壁无受侵和增厚,确诊需经支气镜活检。
▶ **转移淋巴结** 具有原发肿瘤病史,增强呈边缘环形强化,多伴有纵隔内肿大淋巴结。

病理结果 ▶ 低分化非小细胞肺癌。

周围型肺癌

性别	年龄	简要病史	检查方法
女	63 岁	腰痛半年	胸部 CT 平扫＋增强,胸椎 CT 平扫＋MPR

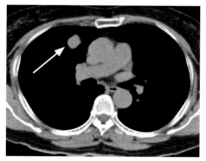

A
横断面 CT 平扫(纵隔窗)

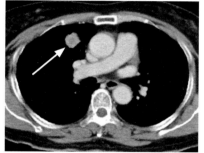

B
横断面增强 CT(纵隔窗)

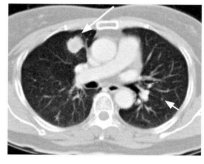

C
横断面 CT 平扫(肺窗)

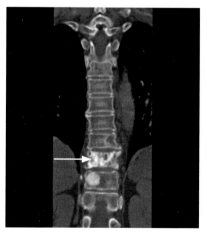

D
冠状面 MPR(骨窗)

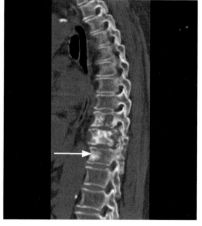

E
矢状面 MPR(骨窗)

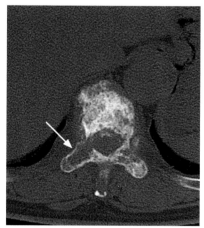

F
横断面 CT 平扫(骨窗)

图 2-10　右肺上叶周围型肺癌,胸椎及肋骨多发骨转移

影像特点 ▶ 右肺上叶前段可见浅分叶状结节(A,长白箭),前缘稍模糊(C,长白箭)。平扫结节密度均匀;增强后周边明显强化(B,长白箭)。两肺散在微小结节(C,短白箭)。

▶ 胸腰段部分椎体及附件、部分肋骨骨质破坏,部分呈高密度,部分见软组织密度影(D～F,长白箭)。

影像诊断 ▶ 右肺上叶前段周围型肺癌,胸椎及肋骨多发骨转移。

鉴别诊断 ▶ **结核球** 肺结核病灶以增殖、干酪为主时,呈结节状,往往是均匀分散在一定的范围内,密度均匀,很少表现数个结节堆聚在一起。肺结核病变由于缺乏血供,强化不明显。

▶ **慢性肺脓肿** 厚壁空洞,可有或无液平,周围伴条索或斑片影。

病理结果 ▶ 肺腺癌,骨转移。

转移性肺癌

性别	年龄	简要病史	检查方法
女	57 岁	结肠癌术后 1 年	胸部 X 线摄影,胸部 CT 平扫

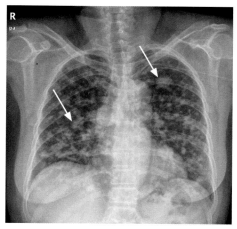

A

胸部 X 线片(正位)

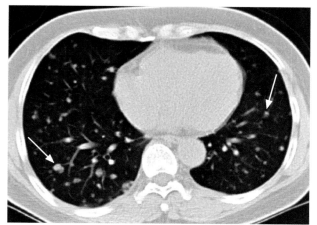

B

横断面 CT 平扫(肺窗)

图 2-11 两肺多发转移瘤

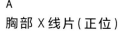 **影像特点**
- ▶ **X 线片** 两肺弥漫分布、大小不等、类圆形结节(其中两枚,A,箭)。
- ▶ **CT 平扫** 两肺弥漫多发小结节及微小结节(其中两枚,B,箭)。

影像诊断
- ▶ 两肺多发转移瘤。

鉴别诊断
- ▶ **弥漫型肺癌** 两肺弥漫分布结节影,可伴有肺门及纵隔淋巴结增大,病变可融合呈大片实变影、内见"空气支气管征",无其他恶性肿瘤病史。

▸ **亚急性、慢性血型播散型肺结核** 表现为两肺上、中野多发小结节，大小不一、密度不等、分布不均，肺尖部及锁骨下病灶可伴钙化、纤维化及硬结灶，其余可呈增殖或渗出性改变，也可扩大形成空洞，发展为纤维空洞型肺结核。

▸ **结节病** 主要表现为两侧肺门淋巴结对称性增大伴有或不伴纵隔淋巴结增大，肺内可有多发结节或磨玻璃密度灶。

胸腔积液

性别	年龄	简要病史	检查方法
女	66 岁	肝硬化,气促	胸部 X 线摄影,胸部 CT 平扫

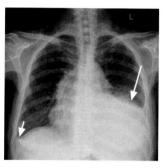

A

胸部 X 线片(正位)

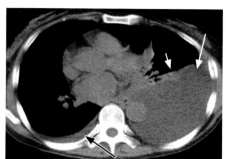

B

横断面 CT 平扫(纵隔窗)

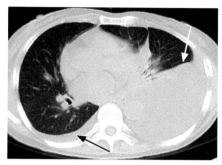

C

横断面 CT 平扫(肺窗)

图 2‑12　两侧胸腔积液

影像特点

▶ **X 线片**　左膈面模糊,肋膈角显示不清,左下肺心影旁可见三角状密度增高影(A,长白箭);右侧肋膈角变钝(A,短白箭)。

▶ **CT 平扫**　左侧胸腔弧形水样密度(B、C,长白箭),邻近左肺下叶局部体积缩小,密度增高(B,短白箭);右侧胸腔少量弧形水样密度影(B、C,长黑箭)。

影像诊断

▶ 两侧胸腔积液,左肺下叶部分被动性不张。

鉴别诊断

▶ **胸膜增厚粘连**　胸膜纤维化引起胸膜增厚也可以产生肋膈角变钝,膈面形态不规则,但没有明显积液。

▶ **肺不张**　一侧肺不张时可表现一侧胸腔密度增高,膈面、肋膈角显示不清。但通常伴有体积的缩小,纵隔向同侧移位。下叶不张时肋膈角通常不受累。

2.13　　　　　　　　　　　　　　　　　　　　　　　　　　　　**气胸**

性别	年龄	简要病史	检查方法
女	20 岁	突发胸痛 2 天	胸部 X 线摄影,胸部 CT 平扫

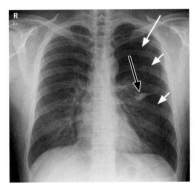
A
胸部 X 线片(正位 1)

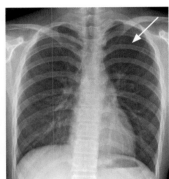
B
胸部 X 线片(正位 2)

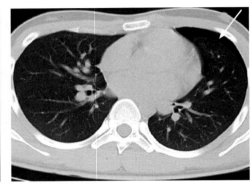
C
横断面 CT 平扫(肺窗)

图 2-13　左侧气胸

> **影像特点**
>
> ▶ **X 线片**　左侧胸腔可见无肺纹理透亮区(A,长白箭),可见内侧的气胸压缩线(A,短白箭),肺门区可见压缩肺组织呈团块影(A,长黑箭),肺纹理聚集,心脏、纵隔未见移位。2 天后复查,左肺复张中,胸片仍可见气胸压缩线(B,长白箭),左侧胸腔积气吸收中。
>
> ▶ **CT 平扫**　复查 CT 肺窗示左侧胸腔前缘弧形少量气体密度影(C,长白箭),左肺组织大部分复张。

> **影像诊断**
>
> ▶ 左侧气胸。

鉴别诊断

▶ **肺大疱**　肺大疱起病缓慢,临床上呼吸困难不严重,X线检查肺大疱为圆形或椭圆形透光区,其内仍有细小条状纹理,凹面朝向侧胸壁,无气胸线,胸部CT检查有助于鉴别诊断。

▶ **先天性肺囊肿**　先天性疾病,发病率低,囊肿表现为圆形或类圆形,边界清楚,囊内表现为空洞、气-液平、液性,囊肿大小不一,部分较大的囊肿存在压迫周围气管、纵隔等正常组织,致其受压向健侧移位,可为单发或多发。

胸膜增厚、钙化

性别	年龄	简要病史	检查方法
男	87岁	体检	胸部X线摄影,胸部CT平扫

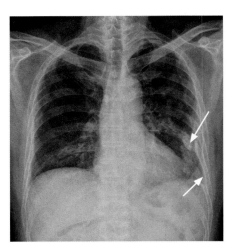

A

胸部X线片(正位)

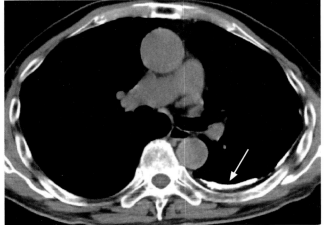

B

横断面CT平扫(纵隔窗)

图 2‑14　左侧胸膜增厚伴钙化

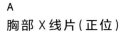

> ▶ **X线片**　左肺下野多发斑片状致密影(A,长白箭),密度接近肋骨,左侧肋膈角变浅(A,短白箭),相邻肋间隙较右侧略变窄。
> ▶ **CT平扫**　左胸廓较右侧略小,左后壁胸膜增厚伴条片状钙化(B,长白箭),邻近胸壁未见异常。

影像诊断

> ▶ 左侧胸膜增厚伴钙化。

鉴别诊断

▶ **肺泡微石症** CT 表现为两肺弥漫性小结节状钙化影,胸膜下和心包线状钙化影,脏层胸膜下肺表面的薄层钙质沉着,可表现为线状钙化影。晚期于肺内出现纤维化,可出现网状和条索高密度影。

▶ **胸膜斑** 局部胸膜增厚,边界清楚,表现为局部胸膜均匀或者结节状突起,常伴随钙化。胸膜斑厚度不一,直径 1～5 cm。

2.15 胸骨后甲状腺肿

性别	年龄	简要病史	检查方法
女	52 岁	体检发现纵隔占位	胸部 CT 平扫 + 增强 + MPR

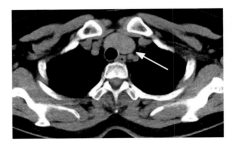

A
横断面 CT 平扫

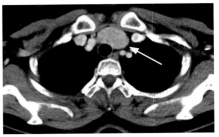

B
横断面增强 CT

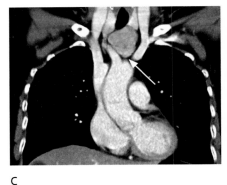

C
冠状面增强 CT MPR

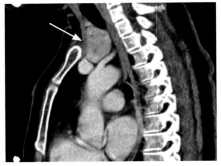

D
矢状面增强 CT MPR

图 2-15　胸骨后甲状腺肿

影像特点

▶ 前上纵隔胸骨后区可见稍高密度肿块(A,长箭),边缘清楚,周围脂肪间隙清楚,未见增大淋巴结;增强后肿块可见不均质明显强化(B,长箭)。

▶ 冠状面及矢状面 MPR 示肿块与左侧甲状腺下极关系密切,似相连(C、D,长箭)。

影像诊断 ▶ 胸骨后甲状腺肿。

鉴别诊断 ▶ **胸腺瘤** 常位于前纵隔中上部。CT表现为均匀软组织密度肿块,当肿瘤内发生囊变时则密度不均匀。MRI表现为T1WI低信号、T2WI高信号,侵袭性胸腺瘤边缘不清、密度不均,邻近结构常受累,伴有胸膜转移,增强后多呈不均匀强化。

▶ **淋巴瘤** 常位于前、中纵隔。胸片表现为纵隔增宽。CT表现为多个淋巴结增大,可融合,呈肿块状、均匀软组织密度。MRI表现为T1WI等信号或低信号,T2WI高信号,增强后扫描呈均匀轻至中度强化。肿块易包绕血管。

▶ **畸胎类肿瘤** 常位于前纵隔,包括囊性和实性畸胎瘤。CT及MRI呈混杂密度/信号,部分可见脂肪、骨骼及牙齿等特征性表现。

病理结果 ▶ 结节性甲状腺肿,局灶纤维化。

胸腺瘤

性别	年龄	简要病史	检查方法
女	49 岁	体检发现纵隔占位	胸部 CT 平扫 + 增强

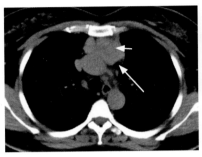 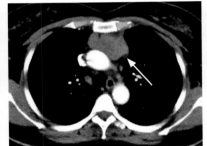 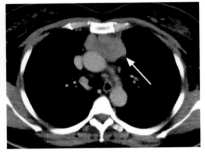

A
横断面 CT 平扫

B
横断面增强 CT（血管期）

C
横断面增强 CT（实质期）

图 2−16　前纵隔胸腺瘤

影像特点

▶ CT 平扫前纵隔胸腺区见分叶状肿块（A，长白箭），内见条片状稍低密度（A，短白箭）。纵隔内未见明显增大淋巴结。增强后肿块轻度、持续性强化（B、C，长白箭），内部密度欠均匀，局部与心脏大血管分界不清。肿块平扫、血管期、实质期 CT 值分别约 45 HU、63 HU、65 HU。

影像诊断

▶ 前纵隔胸腺瘤。

鉴别诊断

▶ **胸腺脂肪瘤**　成分主要为脂肪，容易鉴别。

▶ **畸胎瘤**　成分复杂，CT 上常密度不均匀，牙齿、骨骼、脂肪成分并存为其特征性表现。

▶ **胸骨后甲状腺肿**　病灶位于前上纵隔，与甲状腺关系密切。

▶ **淋巴瘤**　前纵隔淋巴瘤最常见类型为结节硬化型霍奇金病,病灶为融合而成的结节性肿块,绝大部分患者在颈部及纵隔其他区域伴有淋巴结肿大。

▶ **转移癌**　具有原发恶性肿瘤病史。

病理结果　▶　胸腺瘤,B2 型。

纵隔畸胎瘤

性别	年龄	简要病史	检查方法
女	9 岁	胸闷不适数日	胸部 CT 平扫 + 增强 + MPR

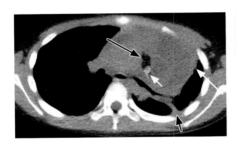

A
横断面 CT 平扫（纵隔窗）

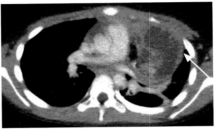

B
横断面增强 CT（纵隔窗）

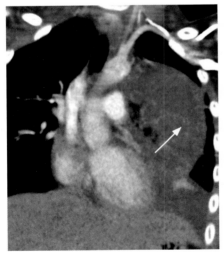

C
冠状面增强 CT MPR

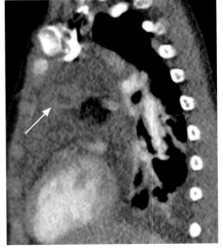

D
矢状面增强 CT MPR

图 2－17　纵隔畸胎瘤

影像特点 ▶ 左前、中纵隔增宽，可见不规则软组织肿块，周边见厚壁样稍高密度（A，长白箭），内部可见短条状、小片状钙化（A，短白箭），余密度尚均匀。肿块与肺动脉干脂肪间隙可见（A，长黑箭）。左侧少量胸腔积液（A，短黑箭）。增强后周边壁中度强化（B，长白箭），厚薄不均，内部无明显强化。

▶ 冠状面及矢状面 MPR 显示肿块内壁不规则（C、D，长白箭），内侧与心脏大血管分界大部较清楚。

影像诊断 ▶ 纵隔生殖细胞源性肿瘤（畸胎瘤）。

▶ 左侧少量胸腔积液。

鉴别诊断 ▶ **胸腺瘤** 前纵隔最常见肿瘤，45～60 岁多见，非侵袭性表现为圆形或浅分叶形，边缘光滑、边界清晰，密度均匀，包膜完整，增强后均匀强化；侵袭性内部密度多不均匀，常见点状钙化、囊变及坏死，可伴同侧胸膜种植转移及心包、大血管侵犯或推移。

▶ **淋巴瘤** 肿瘤常较大，形态不规则（肿瘤多呈结节状融合）；可跨越左右前纵隔；常包绕邻近大血管，肿瘤向血管间隙生长，血管呈包埋征象，血管受挤压征象不明显，肿瘤可向下侵犯心包，累及胸膜可出现胸腔积液，甚至可侵犯至肺内；肿瘤增强扫描多呈轻至中度强化。

病理结果 ▶ 成熟性畸胎瘤。

纵隔淋巴瘤

性别	年龄	简要病史	检查方法
男	16岁	胸闷不适数日,偶有胸痛,运动后气促,咳嗽	胸部 CT 平扫 + 增强

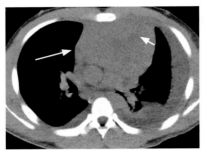 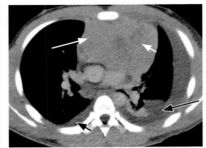 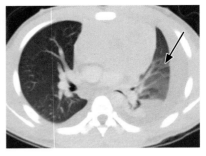

A
横断面 CT 平扫(纵隔窗)

B
横断面增强 CT(纵隔窗)

C
横断面 CT 平扫(肺窗)

图 2-18 纵隔淋巴瘤

影像特点

▶ 前纵隔增宽,前纵隔较大不规则肿块(A,长白箭),内部可见条片状稍低密度(A,短白箭)。心脏大血管受压后移,局部脂肪间隙可见。

▶ 增强扫描可见肿块大体均匀强化(B,长白箭),内见带状稍低强化区(B,短白箭),大血管呈受压改变。左侧胸腔积液伴左肺下叶部分被动性肺不张(B,长黑箭),右侧少量胸腔积液(B,短黑箭);左肺支气管血管束较模糊、透亮度降低(C,长黑箭)。

影像诊断

▶ 前纵隔淋巴瘤。

▶ 双侧胸腔积液,左侧为著。

鉴别诊断

▶ **胸腺瘤** 前纵隔最常见肿瘤,45～60岁多见,非侵袭性表现为圆形或浅分叶形,边缘光滑、边界清晰,密度均匀,包膜完整,增强后均匀强化;侵袭性内部密度多不均匀,常见点状钙化、囊变及坏死,可伴同侧胸膜种植转移及心包、大血管侵犯或推移。胸腺瘤强化程度大于淋巴瘤。

▶ **畸胎瘤** 小儿及青少年多见,大多突向肿瘤一侧生长,左侧多见,为包膜完整,边界清晰的混杂密度肿块,内可见液体、脂肪、软组织及钙化,很少出现心包和胸膜种植转移,增强后囊壁强化而囊内液体不强化。

病理结果

▶ T淋巴母细胞性淋巴瘤。

纵隔节细胞神经瘤

性别	年龄	简要病史	检查方法
女	4 岁	发热伴咳嗽、咳痰 1 个月余	胸部 CT 平扫＋增强

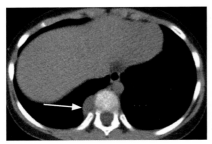 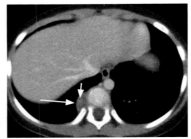 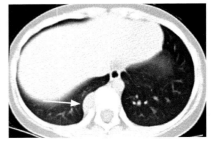

A
横断面 CT 平扫（纵隔窗）

B
横断面增强 CT（纵隔窗）

C
横断面 CT（肺窗）

图 2-19　纵隔节细胞神经瘤

影像特点 ▶ 胸椎右旁见梭形病灶（A～C，长白箭），紧邻脊柱椎间孔旁，边缘光滑，截面大小约 2.5 cm×1.0 cm，平扫呈低密度，增强扫描后内见小片状强化（B，短白箭），肺窗示周围肺野清晰。

影像诊断 ▶ 后纵隔神经源性肿瘤（节细胞神经瘤可能）。

鉴别诊断 ▶ **纵隔节细胞神经母细胞瘤、神经母细胞瘤**　密度更为不均匀，容易出血、坏死、囊变和钙化，肿块往往明显不均匀强化。

▶ **神经鞘瘤**　圆形或椭圆形，可侵入邻近椎间孔呈哑铃型，可有囊变。

病理结果 ▶ 节细胞神经瘤。

纵隔节细胞神经母细胞瘤

性别	年龄	简要病史	检查方法
女	2岁	咳嗽数日	胸部 CT 平扫 + 增强

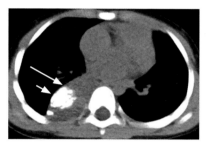

A

横断面 CT 平扫（纵隔窗）

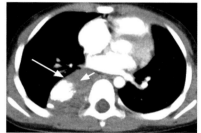

B

横断面增强 CT（纵隔窗）

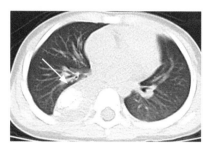

C

横断面 CT（肺窗）

图 2-20　纵隔节细胞神经母细胞瘤

影像特点
▶ 第 6～10 胸椎右旁见梭形肿块（A～C，长白箭），最大截面大小约 5.1 cm×3.2 cm，直径约 6.7 cm，内多发斑片、结节状钙化（A，短白箭），与邻近胸膜宽基底相连，增强后呈不均质强化（B，短白箭）；邻近肋骨形态、密度未见明显异常。

影像诊断
▶ 后纵隔节细胞神经母细胞瘤。

鉴别诊断
▶ **神经鞘瘤**　更易发生于成人，神经鞘瘤可侵入邻近椎间孔呈哑铃型，可有囊变。

病理结果
▶ 节细胞神经母细胞瘤，结节型；母细胞瘤成分为分化型及差分化型，分化型为主，母细胞瘤成分约占 70%。

纵隔气肿

性别	年龄	简要病史	检查方法
女	8 岁	咳嗽 1 天,胸闷、喘息半天	胸部 X 线摄影,胸部 CT 平扫 + MPR

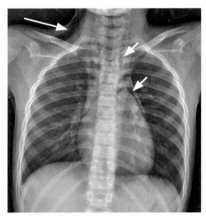

A
胸部 X 线片(正位)

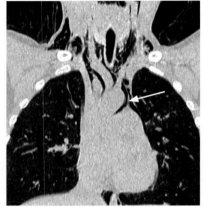

B
冠状面 MPR(1)

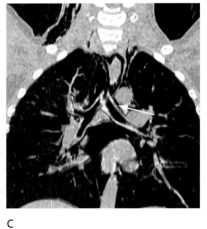

C
冠状面 MPR(2)

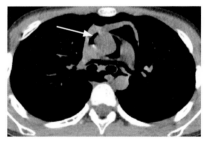

D
横断面 CT 平扫(纵隔窗)

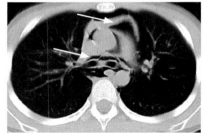

E
横断面 CT 平扫(肺窗 1)

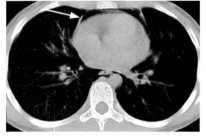

F
横断面 CT 平扫(肺窗 2)

图 2–21 纵隔气肿

▷ **X 线片** 双侧颈根部软组织内极低密度影(A,长白箭),纵隔区沿气管旁条带状透亮影(A,短白箭)。

▷ **CT 纵隔窗** 双侧颈部、纵隔软组织间隙不规则气体密度影(D,长白箭)。

▷ **CT 肺窗** 纵隔、支气管周围可见气体密度影(B、C、E、F,长白箭)。

影像诊断

▷ 纵隔、颈部气肿。

鉴别诊断

▷ **心包积气** 气体局限在心包腔,不沿纵隔蔓延,卧位时偏前。心包外纵隔气肿的气体位于上纵隔两侧。

3　循环系统疾病

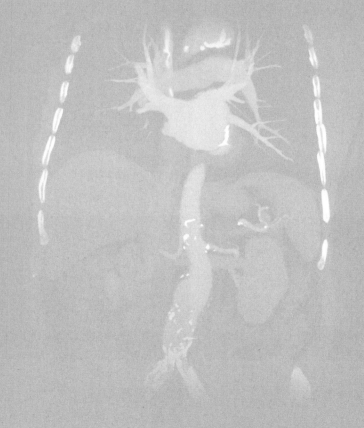

风湿性心脏病

性别	年龄	简要病史	检查方法
女	57 岁	心功能不全	胸部 X 线摄影、胸部 CT（平扫＋增强）

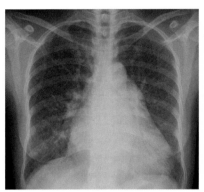

A
胸部 X 线片（正位）

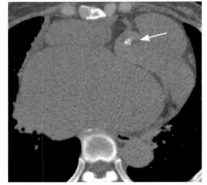

B
横断面 CT 平扫（1）

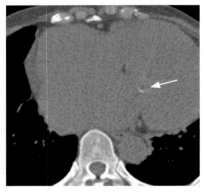

C
横断面 CT 平扫（2）

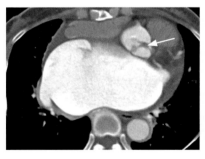

D
横断面增强 CT（1）

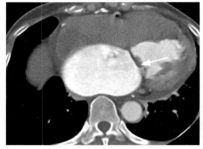

E
横断面增强 CT（2）

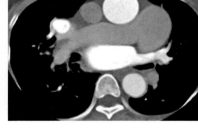

F
横断面增强 CT（3）

图 3-1 风湿性心脏病

影像特点

▶ **X 线片** 心影呈二尖瓣型，肺动脉段突出，左心房增大，轻度肺淤血。

▶ **CT 平扫**（B、C） 心脏增大，主动脉瓣及二尖瓣钙化（箭）。

> **增强 CT（D～F）** 左心房增大，肺动脉主干增宽，主动脉瓣及二尖瓣增厚（箭）。

影像诊断 ▶ 风湿性心脏病、二尖瓣及主动脉瓣瓣膜增厚钙化。

鉴别诊断
▶ **老年性瓣膜退行性变** 无明显左心房增大表现，呈高血压性心脏病，左心室增大。
▶ **原发性心肌病** 导致继发瓣膜损害，四个心腔均扩大，呈"普大型"，以左心室为著，心功能不全时有肺淤血、肺水肿表现。
▶ **主动脉瓣二瓣畸形** 超声可见主动脉瓣形态等异常。

心包积液

性别	年龄	简要病史	检查方法
女	52 岁	心慌、胸闷数日	胸部 X 线摄影,胸部 CT 平扫

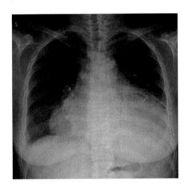

A
胸部 X 线片(正位)

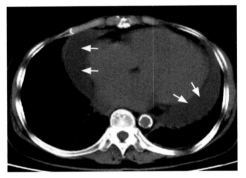

B
横断面 CT 平扫

图 3-2　心包积液

影像特点

▶ **X 线片**　心影增大,呈烧瓶形。

▶ **CT 平扫**　心包腔内大量水样密度影(B,箭)。

影像诊断

▶ 大量心包积液。

鉴别诊断

▶ **积液量鉴别**　少量心包积液,积液量<100 mL,多分布于心包隐窝,以及后房室沟,X 线检查难以发现,CT 和 MRI 可明确诊断;中量心包积液,积液量 100～500 mL,心包脏、壁层积液厚度 15～25 mm;大量心包积液,积液量>500 mL,心包脏、壁层积液厚度>25 mm,且广泛分布于心包腔。

▶ **积液成分鉴别** 根据心包液体内蛋白质含量的不同，或含有血液成分，积液的 CT 值可高于水（10～40 HU），而近期出血的 CT 值可达 50 HU 以上。

左心房增大

性别	年龄	简要病史	检查方法
女	43 岁	劳累后胸闷、气促	胸部 X 线摄影、胸部 CT 增强

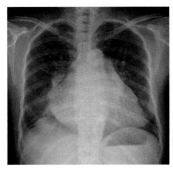 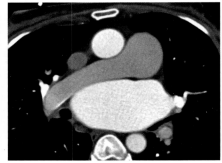 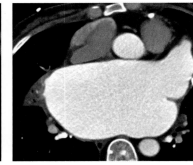

A
胸部 X 线片（正位）

B
横断面增强 CT（1）

C
横断面增强 CT（2）

图 3-3　左心房增大

影像特点

▶ **X 线片**　心胸比增大，二尖瓣型心脏（A）。

▶ **增强 CT**　左心房显著扩大；肺动脉主干增粗（B、C）。

影像诊断

▶ 左心房扩大。

鉴别诊断

▶ 心腔扩大需要与心包积液鉴别，两者在 X 线片上均表现为心影大，CT 平扫可明确鉴别。心腔扩大诊断并不困难，常需要对病因做鉴别诊断。

左心室室壁瘤

性别	年龄	简要病史	检查方法
女	72 岁	心律失常	冠状动脉 CTA＋重组

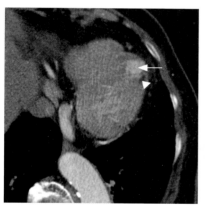

A
横断面增强 CT(1)

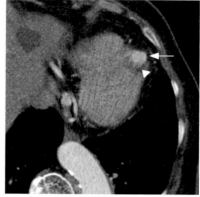

B
横断面增强 CT(2)

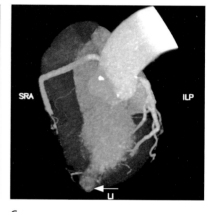

C
增强 CT VR(1)

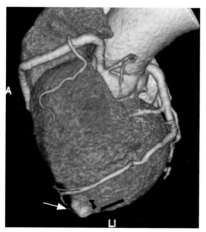

D
增强 CT VR(2)

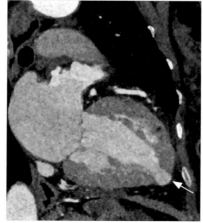

E
增强 CT MPR(1)

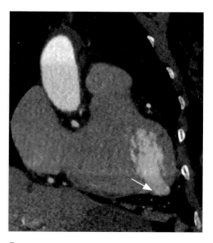

F
增强 CT MPR(2)

图 3‐4　左心室心尖部室壁瘤

影像特点

▶ **横断面增强 CT** 左心室心尖部局部心肌菲薄,并局限性凸出(A、B,箭),局部心肌伴有陈旧性梗死所致条片状低密度影(A、B,箭头)。

▶ **VR、MPR** 可以清晰显示左心室心尖部结节样外凸影(C～F,箭)。

影像诊断

▶ 左心室室壁瘤。

鉴别诊断

室壁瘤分为真、假性两类。真性室壁瘤包括心脏全层,假性室壁瘤是急性心肌梗死后心肌破裂形成的包裹性血肿。

▶ **心室憩室** 室壁瘤与心腔间的交通口宽大,心室憩室经狭颈与心腔间交通;心室憩室一般由于先天性心肌薄弱所致,引起室壁瘤主要的原因是心肌梗死。

肺动脉栓塞

性别	年龄	简要病史		检查方法
女	73 岁	胸痛不适、胸痛，D-二聚体升高		肺动脉 CTA＋MPR

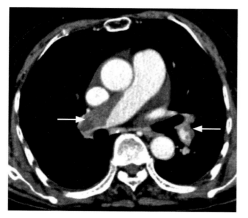

A

横断面增强 CT

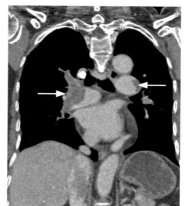

B

冠状面 MPR(1)

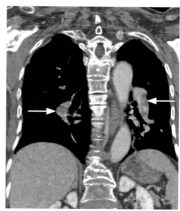

C

冠状面 MPR(2)

图 3-5 肺动脉栓塞

影像特点 ▷ **肺动脉 CTA、MPR** 两侧肺动脉主干及其分支管腔内见多发低密度充盈缺损影(A～C,箭)。

影像诊断 ▷ 肺动脉栓塞。

鉴别诊断 ▷ **肺动脉肿瘤** 在肺动脉腔内的充盈缺损更加密实，有"张力感"，呈多发结节、膨胀性、扩张性生长；肿瘤内可有血管影，可见延迟强化。PET成像对鉴别诊断很有帮助，因为肿瘤有代谢而显影，血栓无显影。

▶ **肺血管炎**　肺血管炎往往缺乏深静脉血栓形成的易患因素，临床上常出现发热、咳嗽、咳痰和乏力等全身性症状，有些患者可伴有肾脏、皮肤、周围神经损害、关节肿痛等；影像学多表现为肺血管多发狭窄，扭曲，管腔变细和扩张并存，管壁增厚，管腔呈鼠尾状改变，部分患者可见肺动脉继发血栓形成导致充盈缺损。

主动脉粥样硬化

性别	年龄	简要病史	检查方法
男	66岁	高血压多年	主动脉 CTA + 重组

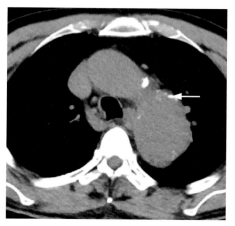

A
横断面 CT 平扫

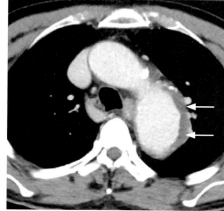

B
横断面增强 CT

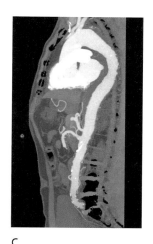

C
增强 CT 最大密度投影
（MIP1）

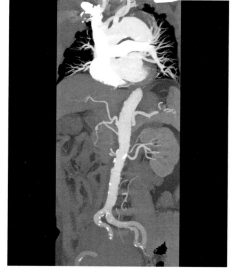

D
增强 CT MIP（2）

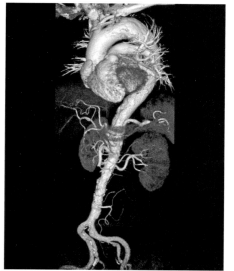

E
增强 CT VR（1）

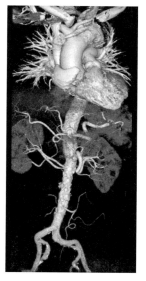

F
增强 CT VR（2）

图 3-6 主动脉粥样硬化

影像特点 ▶ **横断面 CT** 主动脉弓降部管壁毛糙，平扫见边缘高密度钙化斑块（A，箭），增强后管腔边缘弧形不强化低密度影（B，箭）。

▶ **MIP** 主动脉及部分分支管壁下多发弧形、斑块状和点状钙化及不强化低密度影，管壁毛糙、不光整，伴管腔不同程度狭窄（C、D）。

▶ **VR** 主动脉走行扭曲，管壁多发钙斑，管腔粗细不均匀（E、F）。

影像诊断 ▶ 主动脉粥样硬化。

鉴别诊断 ▶ **大动脉炎** 主要发生在年轻成人，CT 可见明显增厚的管壁以及向心性狭窄的管腔。

▶ **真性主动脉瘤** 主动脉呈瘤样或梭形扩张，扩张的主动脉管径超过近心端管径的 1/3 定义为动脉瘤；当主动脉明显扭曲时，横断面扫描易和主动脉瘤混淆，鉴别困难时，图像重建有帮助。

冠状动脉狭窄

性别	年龄	简要病史	检查方法
男	65 岁	高血压,既往冠状动脉狭窄支架术后	冠状动脉 CTA+ 重组

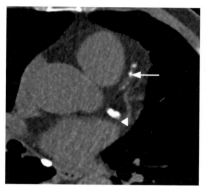

A

横断面 CT 平扫

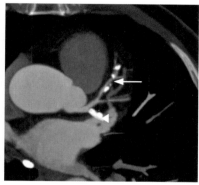

B

增强 CT MIP(1)

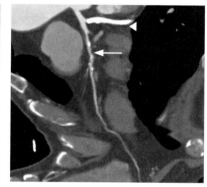

C

增强 CT MIP(2)

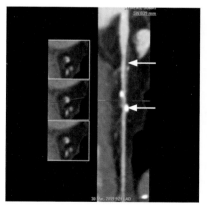

D

增强 CT 曲面重组(CPR1)

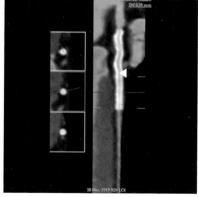

E

增强 CT CPR(2)

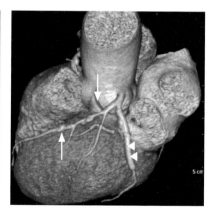

F

增强 CT VR

图 3-7　冠状动脉狭窄、支架

影像特点 ▶ **CT 平扫** 前降支见多发钙化斑块（A,箭），回旋支支架植入术后（A,箭头）。

▶ **CTA、重组** MPR、CPR 图像示前降支见多发钙化及混合斑块、管腔轻-中度狭窄（B～D,箭），回旋支支架植入后、支架管腔通畅（B、C、E,箭头）；重组 VR 图像示前降支及回旋支走行正常,前降支管壁不光整,表面多发凸起斑块（F,箭）,回旋支支架植入后（F,箭头）。

影像诊断 ▶ 回旋支支架通畅；前降支近、中段多发斑块伴管腔轻-中度狭窄。

鉴别诊断 ▶ **冠状动脉先天性起源异常** 变异类型有右冠状动脉起源于左窦,右冠状动脉高位起源（主动脉）；左主干高位起源（主动脉）,左旋支独立起源于左窦,左旋支起源于右窦等多种类型。冠状动脉开口异常时会出现冠脉动脉管腔狭窄。

▶ **心肌桥-壁冠状动脉** 是指冠状动脉或其分支的某个节段在心肌内走行,被心肌覆盖的冠状动脉段；覆盖在冠状动脉上的心肌束称为心肌桥。

▶ **冠状动脉扩张病变** 先天或后天因素破坏了冠状动脉的管壁,引起管腔的扩张,当管腔直径大于 7 mm 或大于邻近管腔 50% 时称为瘤样扩张。老年人常见原因为动脉硬化,儿童及青少年常见的原因是川崎病。

3.8

腹主动脉瘤

性别	年龄	简要病史	检查方法
男	65 岁	高血压多年	主动脉 CTA＋重组

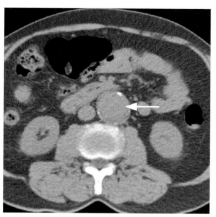

A

横断面 CT 平扫

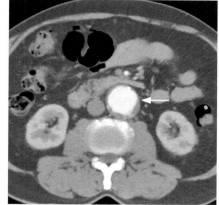

B

横断面增强 CT

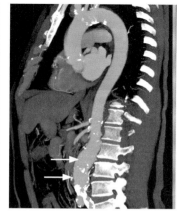

C

增强 CT MIP(1)

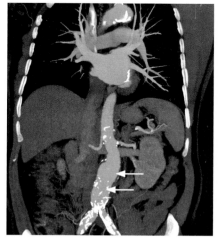

D

增强 CT MIP(2)

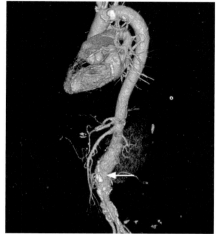

E

增强 CT VR(1)

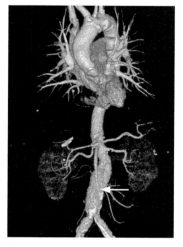

F

增强 CT VR(2)

图 3–8　腹主动脉瘤

影像特点 ▶ 腹主动脉局部呈瘤样扩张,最宽处管腔横径约 3.5 cm,超过近心端主动脉管腔的 1/3(A、B,箭);重组图像示腹主动脉局部呈梭形扩张,腹主动脉及两侧髂总动脉管壁多发钙斑(C~F,箭)。

影像诊断 ▶ 腹主动脉瘤,腹主动脉粥样硬化。

鉴别诊断 ▶ 主动脉瘤的 CT 表现通常比较典型,诊断也无困难,有以下两种情况须注意鉴别。

- 与 CT 层面斜交而不是垂直相交时,动脉硬化患者主动脉伸展扭曲明显。CT 图像所示扩大的主动脉管腔为主动脉斜径而非直径,即不是真正的管径,易误认为主动脉瘤。
- 当动脉瘤内附壁血栓形成时,半月形或新月形血栓须与主动脉夹层的假腔内充满血栓者相鉴别。

主动脉夹层

性别	年龄	简要病史		检查方法
男	56 岁	突发胸背痛,高血压多年		主动脉 CTA＋MIP

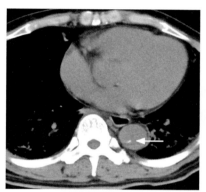

A
横断面 CT 平扫

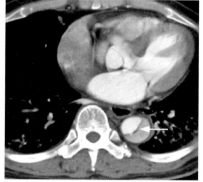

B
横断面增强 CT

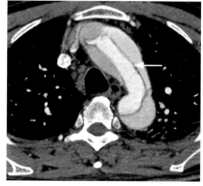

C
增强 CT MIP(1)

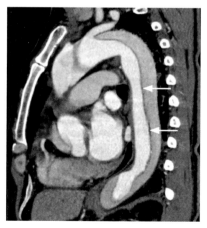

D
增强 CT MIP(2)

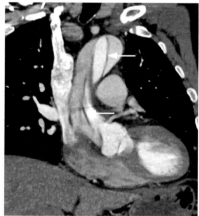

E
增强 CT MIP(3)

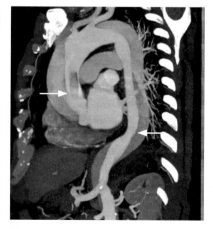

F
增强 CT MIP(4)

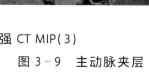

图 3－9　主动脉夹层

影像特点

▷ **CT 平扫** 主动脉内膜钙斑内移（A,箭）；真、假腔内血液流速不同,可导致两者密度稍有不同,内侧为真腔,一般真腔密度稍低于假腔。

▷ **CT 增强** 主动脉管腔呈双腔,伴低密度的内膜片间隔（B,箭）；真腔较窄、显影密度高,假腔较大、显影略淡。

▷ **MIP** 主动脉夹层起自升主动脉,累及胸主动脉全程至腹主动脉；撕裂的内膜片呈螺旋状走行（C～F,箭）。

影像诊断

▷ 主动脉夹层,Stanford A 型。

鉴别诊断

▷ **主动脉夹层分型** 主动脉夹层的内膜撕裂范围是该病分型的依据,累及升主动脉的主动脉夹层称为 Stanford A 型；未累及升主动脉,仅累及降动脉及以远的称为 Stanford B 型。在影像诊断中,需注意区分重要的分支血管起自真腔或假腔。

▷ **主动脉壁内血肿** 可能由主动脉滋养血管破裂或小溃疡所致,CT 平扫表现为主动脉壁下环形或新月形稍高密度影,增强后无明显强化,无明显内膜破口。

▷ **主动脉穿通性溃疡** 由动脉粥样硬化斑块溃疡穿透内膜,破入中膜而形成。斑块溃疡即可见主动脉壁"充盈缺损"伴有较深大的"龛影",在此基础上可合并局限性壁间血肿或外穿形成假性动脉瘤。

4.1 消化道穿孔

性别	年龄	简要病史	检查方法
男	62 岁	突发腹痛 2 天	胸部 X 线摄影,腹部 CT 平扫

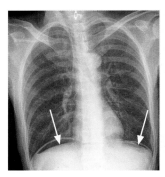

A

胸部 X 线片(正位)

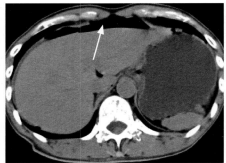

B

横断面 CT 平扫(软组织窗)

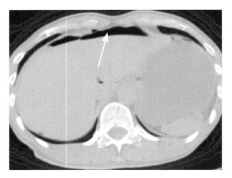

C

横断面 CT 平扫("气腹"窗)

图 4-1　消化道穿孔

影像特点

▶ **X 线片**　双侧膈下见新月形游离气体影(A,箭)。

▶ **腹部 CT**　可见肝脏表面膈下见游离气体(B、C,箭)。

影像诊断

▶ 消化道穿孔。

鉴别诊断

▶ **腹部手术史所致腹腔游离气体**　有相关手术史,特别是胃肠道手术者。

▶ **腹腔感染、脓肿**　有相关临床病史以及发热等症状。

肠梗阻

性别	年龄	简要病史	检查方法
男	16 岁	腹痛、便秘数天	腹部 X 线摄影,腹部 CT 平扫

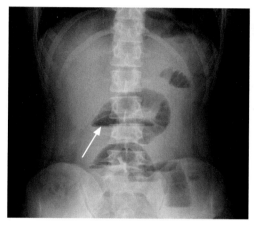

A

腹部 X 线片 (立位)

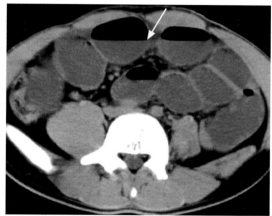

B

横断面 CT 平扫

图 4 - 2　小肠梗阻

影像特点

▶ 腹部小肠肠腔扩张、充气,可见多发气-液平(A、B,箭)。

▶ 双侧膈下未见明显游离气体影。

影像诊断

▶ 小肠低位梗阻。

鉴别诊断

▶ **腹泻**　可见腹部小液平,但无肠腔扩张改变。

▶ **其他引起腹痛症状的炎症性病变**　无肠腔扩张伴气-液平改变。

腹部外伤（脾破裂）

性别	年龄	简要病史		检查方法
男	79 岁	腹部外伤，疼痛 2 小时		腹部 CT 平扫 + 增强

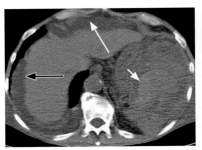 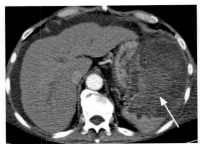 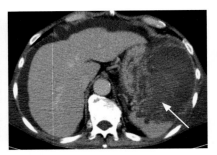

A
横断面 CT 平扫

B
横断面增强 CT(1)

C
横断面增强 CT(2)

图 4 – 3　脾脏破裂

影像特点

▶ **腹部 CT 平扫**　腹腔肝周积液（积血）(A，长白箭)，脾脏形态异常，密度不均匀 (A，短白箭)。肝脏边缘波浪状 (A，长黑箭)。

▶ **腹部 CT 增强**　脾脏形态异常，包膜下积血，增强呈不均匀强化 (B、C，长白箭)。

影像诊断

▶ 脾脏破裂、出血伴包膜下积血。

▶ 肝硬化，腹水。

鉴别诊断

▶ **非外伤性脾出血**　无外伤病史，其余影像表现与腹部外伤后脾破裂相似。

4.4　　　　　　　　　　　　　肝硬化、食管静脉曲张

性别	年龄	简要病史	检查方法
女	63 岁	肝硬化 10 余年	腹部 CT 平扫＋增强

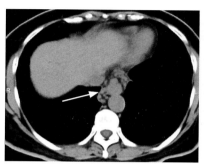
A
横断面 CT 平扫

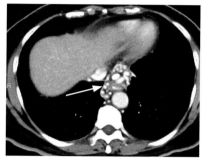
B
横断面增强 CT(1)

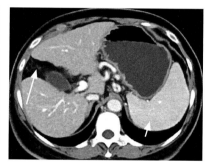
C
横断面增强 CT(2)

图 4-4　肝硬化、食管静脉曲张

影像特点
▶ 肝脏形态不规则,肝左右叶比例失调,肝裂增宽(C,长白箭)。脾大 (C,短白箭)。食管下段静脉迂曲、增宽(A,长白箭),增强呈明显强化 (B,长白箭)。

影像诊断
▶ 肝硬化、脾大,门静脉高压,食管静脉曲张。

鉴别诊断
▶ 有明确病史、增强 CT 图像典型,一般无需鉴别。
▶ **食管裂孔疝**　胃底等腹腔组织结构通过扩大的膈肌食管裂孔进入胸 腔形成的疝,膈上可见胃黏膜结构。

食 管 憩 室

性别	年龄	简要病史	检查方法
男	69 岁	偶有胸骨后不适	食管造影

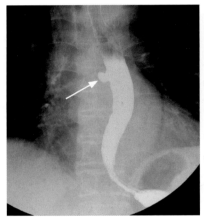
A
食管造影（1）

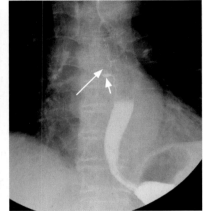
B
食管造影（2）

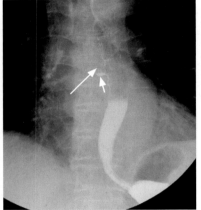
C
食管造影（3）

图 4-5　食管憩室

影像特点
▶ 食管中段宽基底囊袋状突起（A，长白箭），内可见食管黏膜（B、C，长白箭）。气钡双重像囊袋内可见气-液平（B，短白箭）。造影检查过程中，可有形态变化。

影像诊断
▶ 食管中段憩室。

鉴别诊断
▶ 食管憩室影像表现非常典型，一般无需鉴别。

4.6 贲门失弛缓症

性别	年龄	简要病史	检查方法
女	40 岁	吞咽困难	食道造影

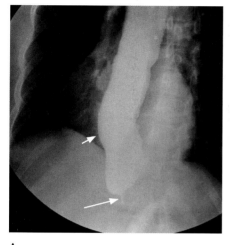

A
食管造影(1)

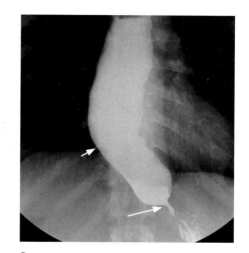

B
食管造影(2)

图 4–6 贲门失弛缓症

影像特点 ▶ 食管下端对称性狭窄,呈"鸟嘴样"改变(A、B,长白箭),狭窄以上段食管扩张(A、B,短白箭)。食管蠕动减弱,钡剂排空减慢。食管黏膜未见明显破坏,管壁光整。

影像诊断 ▶ 贲门失弛缓症。

鉴别诊断 ▶ **食管癌** 根据不同病理类型,可有不同食管造影表现。可表现为病变区域不规则狭窄(浸润型)、不规则充盈缺损(增生型)、不规则溃疡(溃疡型),病变区域固定、僵硬,边缘毛糙,黏膜皱襞破坏。

4.7

胃溃疡

性别	年龄	简要病史	检查方法
男	48 岁	胃部不适多日	上消化道造影,胃镜

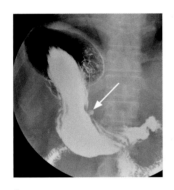

A
上消化道造影(1)

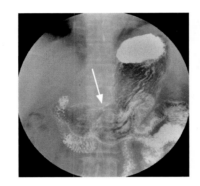

B
上消化道造影(2)

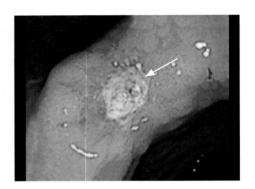

C
胃镜

图 4-7　胃小弯良性胃溃疡

影像特点
- **上消化道造影**　胃小弯侧局部见腔外龛影(A,长箭),边缘光滑整齐,底部较平整。龛影口部一光滑整齐的透明线(黏膜线)。龛影口部狭小,呈狭颈征表现(B,长箭)。
- **胃镜**　胃角呈桥拱状,中下部小弯偏后壁见一溃疡性病变(C,长箭),大小约 1.0 cm×1.2 cm,上覆污苔,触之易出血,周围黏膜结节状隆起,边缘充血水肿。

影像诊断
- 胃小弯侧良性胃溃疡。

▶ **溃疡型胃癌** 位于胃轮廓之内的不规则形龛影,周围环绕宽窄不等的环堤,环堤上见结节状和指压迹状充盈缺损,称为半月综合征。黏膜皱襞破坏、消失、中断,形态固定不变,病变区胃蠕动消失。

▶ **胃息肉** 胃腔内规则类圆形充盈缺损。

▶ **胃炎** 表现为胃黏膜增粗,未见破坏及中断。

十二指肠溃疡

性别	年龄	简要病史	检查方法
女	57 岁	夜间上腹部疼痛、饥饿痛 1 个月	胃肠道造影

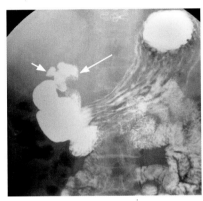

A
胃肠道造影（1）

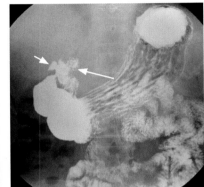

B
胃肠道造影（2）

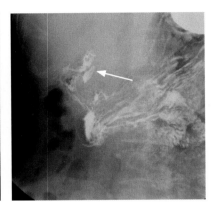

C
胃肠道造影（3）

图 4 - 8　胃肠道造影

影像特点
▶ 十二指肠球部形态异常、变形，呈"山"字形或三叶草状（A、B，长白箭），球部见小囊袋突出影（A、B，短白箭）。
▶ 检查过程中，十二指肠球部易激惹（C，长白箭），幽门痉挛，压迫有压痛不适。

影像诊断
▶ 十二指肠球部溃疡。

鉴别诊断
▶ **十二指肠球部炎症**　球部形态大致正常，边缘毛糙。
▶ **十二指肠憩室**　主要位于球后，表现为向壁外的囊袋状膨出，有正常黏膜进入。

食管癌

性别	年龄	简要病史	检查方法
男	50 岁	吞咽不适多日	食管造影

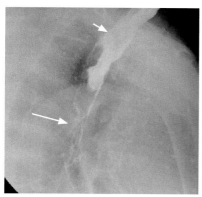

A
食管造影（1）

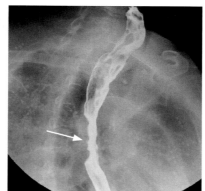

B
食管造影（2）

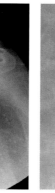

C
食管造影（3）

图 4-9　食管造影

影像特点 ▶ 食管中段不对称性狭窄（A、B，长白箭），狭窄以上段食管扩张（A，短白箭）。食管蠕动减弱，钡剂排空减慢。食管中段病变区域边缘毛糙，黏膜皱襞破坏（C，长白箭）。

影像诊断 ▶ 食管中段癌。

鉴别诊断 ▶ **食管静脉曲张**　门静脉高压并发症，常见于肝硬化。食管造影表现为黏膜皱襞增宽、扭曲，呈蚯蚓状或串珠状充盈缺损，锯齿状轮廓线。

▶ **贲门失弛缓症**　食管下段对称性狭窄，呈"漏斗"或"鸟嘴状"，管壁光滑，黏膜完整，食管蠕动减弱或消失。近段食管呈不同程度扩张，并可伴食物潴留。

病理结果 ▶ 食管癌。

溃疡型胃癌

性别	年龄	简要病史	检查方法
女	48岁	中上腹胀痛1年半余	腹部CT平扫＋增强，胃镜

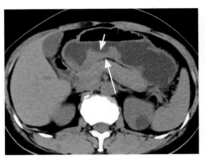

A
横断面CT平扫

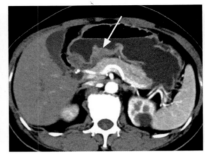

B
横断面增强CT(动脉期)

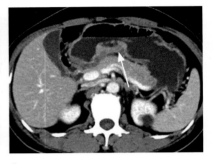

C
横断面增强CT(门静脉期)

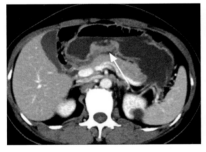

D
横断面增强CT(延长期1)

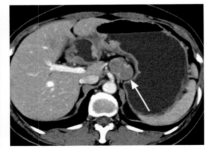

E
横断面增强CT(延长期2)

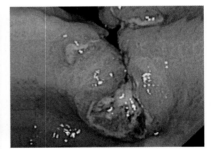

F
胃镜

图4-10 胃角溃疡型胃癌

> **影像特点**

> ▶ **CT平扫** 胃角小弯侧局部胃壁明显增厚，大小约3.2cm×4.0cm(A，长白箭)，表面溃疡形成(A，短白箭)。

> ▶ **CT增强** 动脉期肿块表面黏膜明显强化(B，长白箭)，黏膜线中断，门静脉期及延迟期肿块呈不均匀强化(C、D，长白箭)。胃小弯侧见多发肿大淋巴结(E，长白箭)。

▶ **胃镜** 胃角见一溃疡隆起性病变,大小 3.0 cm × 4.3 cm;考虑胃角溃疡隆起性病变(胃癌可能),幽门螺杆菌阳性(Hp＋)。

影像诊断

▶ 胃角溃疡型胃癌。

鉴别诊断

▶ **胃肠道间质瘤(GIST)** 发生于胃部的 GIST 以胃体、胃底多见,多为单发局限性病变。表现为边界清楚的圆形或分叶状肿块,相邻的胃壁无明显增厚,与邻近胃壁界限清。

▶ **胃淋巴瘤** 以累及胃体、胃窦多见,表现为胃壁不同程度的匍匐样增厚,沿胃壁生长,与邻近胃壁界限不清或相延续。胃壁较柔软。

▶ **良性胃溃疡** 表现为突于胃腔外的龛影,胃黏膜未见破坏。

病理结果

胃腺癌。

性别	年龄	简要病史	检查方法
女	74 岁	腹痛,便血	钡剂灌肠造影,肠镜,腹部 CT 平扫

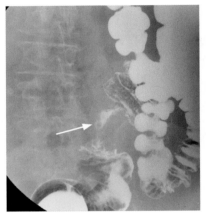

A
钡剂灌肠造影(1)

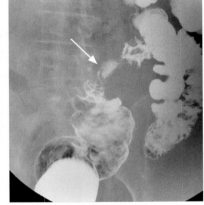

B
钡剂灌肠造影(2)

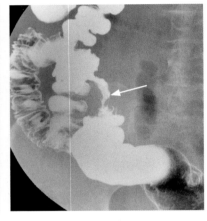

C
钡剂灌肠造影(3)

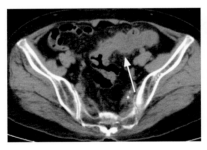

D
横断面 CT 平扫

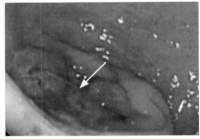

E
肠镜

图 4‑11　乙状结肠癌

影像特点
- ▶ **钡剂灌肠造影** 乙状结肠肠腔不规则狭窄,黏膜破坏(A~C,长箭)。
- ▶ **腹部 CT 平扫** 乙状结肠肠壁明显不均匀增厚,伴肿块形成(D,长箭),肠腔局部狭窄,周围脂肪间隙模糊。
- ▶ **肠镜** 菜花样肿块(E,长箭),占据肠腔一周,质硬,组织质脆易出血。

影像诊断
- ▶ 乙状结肠癌。

鉴别诊断
- ▶ **胃肠道间质瘤(GIST)** 表现为边界清楚的圆形或分叶状肿块,与肠壁关系密切,相邻的肠壁无明显增厚,与邻近肠壁界限清。
- ▶ **肠道淋巴瘤** 以回肠末端多见。病变部位肠壁明显增厚,肠腔扩张,可呈动脉瘤样扩张。病变密度较均匀,轻-中度强化,未经治疗者坏死和钙化少见。病变周围、肠系膜及腹膜后淋巴结增大,肿大淋巴结可融合呈团块状,包绕血管,形成"三明治"征。
- ▶ **溃疡性结肠炎** 多累及左半结肠及直肠。肠壁呈对称、连续、均匀性增厚,增强扫描以黏膜及黏膜下层强化为主,可出现肠壁分层现象,表现为"靶征"。急性期可伴有结肠系膜密度增高、模糊。可刺激肠管引起痉挛,肠壁炎性水肿和增生反应,引起肠管管径及形态变化。

病理结果
- ▶ 乙状结肠癌。

胃肠道间质瘤

性别	年龄	简要病史		检查方法
男	57 岁	腹痛 1 周		腹部 CT 平扫＋增强＋MPR

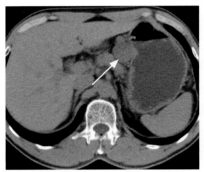

A
横断面 CT 平扫

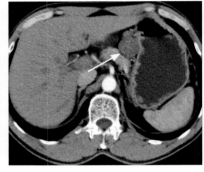

B
横断面增强 CT(动脉期)

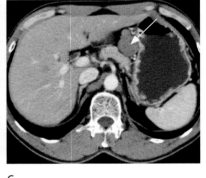

C
横断面增强 CT(门静脉期)

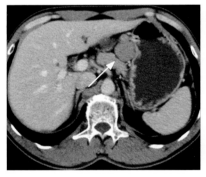

D
横断面增强 CT(延迟期)

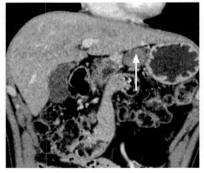

E
冠状面增强 CT MPR

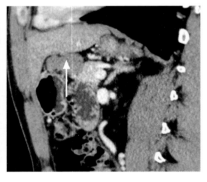

F
矢状面增强 CT MPR

图 4-12 胃肠道间质瘤

影像特点 ▶ 胃小弯与胰腺之间见一枚腔外类圆形肿块(A,箭),边界清楚光整;增强后轻到中度强化(B～D,箭),强化欠均匀;病灶紧邻胃壁(E、F,白箭)。

影像诊断 ▶ 胃肠道间质瘤(GIST)。

鉴别诊断 ▶ **胃癌** 胃癌起源于胃黏膜上皮,CT表现多样,可表现为胃壁增厚、胃腔内肿块、恶性溃疡等。肿瘤形态、有无淋巴转移、肿瘤生长方向以及有无梗阻是胃癌与GIST的鉴别要点。

▶ **胃神经鞘瘤** 较为少见的胃肿瘤,占全部神经鞘瘤的0.2%,属于胃肠道间叶源性肿瘤,其临床和影像表现与胃肠道其他间叶源性肿瘤极为相似。CT上常表现为边界清楚、密度均匀的肿块,增强后静脉期强化高于动脉期,部分含钙化及溃疡,出血、囊变及坏死少见。

病理结果 ▶ 胃肠道间质瘤。

胃淋巴瘤

性别	年龄	简要病史	检查方法
男	54 岁	中上腹隐痛 2 个月余	腹部 CT 平扫 + 增强 + MPR，胃镜

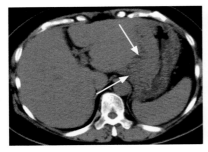

A
横断面 CT 平扫

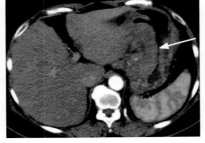

B
横断面增强 CT（动脉期）

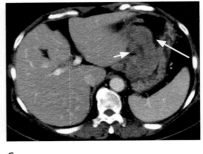

C
横断面增强 CT（门静脉期 1）

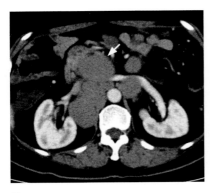

D
横断面增强 CT（门静脉期 2）

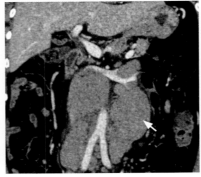

E
冠状面增强 CT MPR

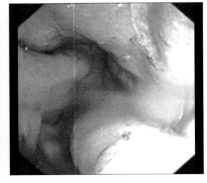

F
胃镜

图 4-13　胃淋巴瘤

影像特点

▶ **CT** 胃贲门及小弯侧见胃壁均匀明显增厚(A,长白箭),密度较均匀;增强后增厚的胃壁均匀轻度强化(B、C,长白箭);胃周及腹腔后多发肿大淋巴结,部分融合(C~E,短白箭),包绕腹主动脉及分支,下腔静脉受压狭窄。

▶ **胃镜** 胃黏膜皱襞增宽,表面尚光滑。

影像诊断

▶ 胃淋巴瘤,伴胃周及腹腔后多发转移淋巴结。

鉴别诊断

▶ **胃癌** 胃癌侵犯范围不如胃淋巴瘤广泛,且更易出现胃壁坏死、胃腔梗阻、黏膜破坏等表现。胃淋巴瘤可表现为胃壁节段性或弥漫性增厚,常不伴胃腔梗阻,增强呈均匀轻至中度强化,肾门水平以下仍可见肿大淋巴结。

4.14 脂肪肝

性别	年龄	简要病史	检查方法
女	47 岁	体检	腹部 CT 平扫

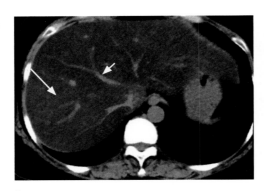

A
横断面 CT 平扫（1）

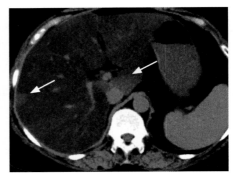

B
横断面 CT 平扫（2）

图 4-14　脂肪肝

影像特点 ▶ 肝脏形态大小正常，肝实质密度弥漫性、不均匀减低（A，长白箭），肝内血管反转显示（A，短白箭）。肝右叶、尾状叶见斑片状稍高密度肝岛（B，长白箭）。

影像诊断 ▶ 重度脂肪肝。

鉴别诊断 弥漫性脂肪肝 CT 诊断不难，局灶性脂肪肝需要与一些肝脏肿瘤相鉴别。

▶ **肝脏肿瘤** 肝海绵状血管瘤、肝细胞癌、肝转移瘤在 CT 平扫时均表现为低密度，易与局灶性脂肪肝相混淆。但局灶性脂肪肝无占位效应，增强扫描病灶内可见正常的血管通过，周围血管无受压、侵及表现，而不同于各种肝肿瘤，多可以做出鉴别。

肝硬化

性别	年龄	简要病史	检查方法
女	38 岁	乙肝病史 10 余年	腹部 CT 平扫＋增强＋MPR

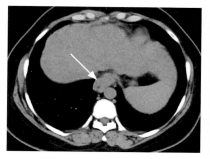

A
横断面 CT 平扫

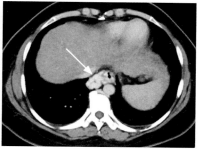

B
横断面增强 CT(1)

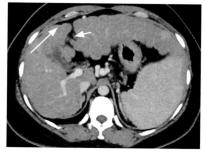

C
横断面增强 CT(2)

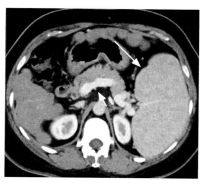

D
横断面增强 CT(3)

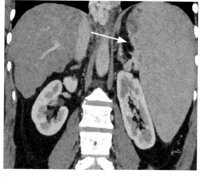

E
冠状面增强 CT MPR(动脉期)

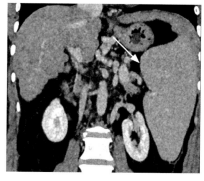

F
冠状面增强 CT MPR(门静脉期)

图 4-15 肝硬化

| 影像特点 | ▶ 肝脏体积缩小,边缘呈波浪状(C,长白箭),左右叶比例失调,肝裂增宽(C,短白箭),肝实质呈结节状改变。 |
| | ▶ 脾脏明显增大(D～F,长白箭),脾静脉迂曲扩张(D,短白箭),食管胃底静脉增粗迂曲(A、B,长白箭)。 |

| 影像诊断 | ▶ 肝硬化,脾肿大,门静脉高压。 |

| 鉴别诊断 | ▶ **肝脾肿大**　如血液病、代谢性疾病引起的肝脾肿大,必要时可做肝穿刺活检。 |
| | ▶ **其他**　肝硬化引起并发症如上消化道出血、肝性脑病、肝肾综合征等时,需与其他疾病引起类似表现鉴别。 |

肝囊肿

性别	年龄	简要病史	检查方法
女	50 岁	超声体检发现肝囊肿 1 天	腹部 CT 平扫 + 增强,腹部 MRI 平扫 + 增强

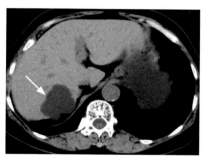

A
横断面 CT 平扫

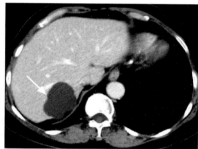

B
横断面增强 CT

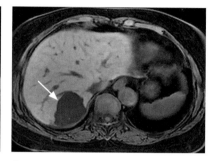

C
横断面 T1WI 脂肪抑制(1)

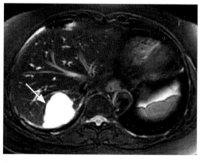

D
横断面 T2WI 脂肪抑制(2)

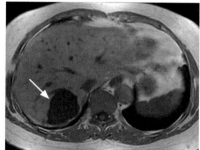

E
横断面 T1WI

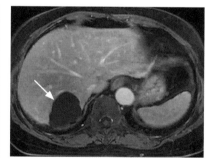

F
横断面增强 T1WI

图 4-16 肝右后叶囊肿

影像特点

▶ **CT** 肝脏右后叶低密度灶(A,箭),水样密度,边缘清晰,增强后无强化(B,箭)。

▶ **MRI** 肝右后叶类圆形异常信号,截面大小 5.4 cm × 4.4 cm,边界清晰。病灶在 T1WI 上呈低信号(C、E,箭),T2WI 脂肪抑制呈高信号(D,箭),增强后未见强化(F,箭),边缘清晰,囊壁菲薄。

影像诊断 ▶ 肝右后叶囊肿。

鉴别诊断 ▶ **肝脓肿**　边界模糊、囊壁厚、可有分隔,增强后囊壁及分隔明显强化,周围肝实质可出现异常灌注。
▶ **肝转移瘤**　转移瘤增强可见边缘环形强化,典型者可见"靶征"。
▶ **肝囊型包虫病**　囊壁厚,内外囊壁紧贴,增强后可见"双壁征"。

肝脓肿

性别	年龄	简要病史	检查方法
女	55岁	腹泻、腹痛5日余,糖尿病患者	腹部CT平扫+增强,腹部MRI平扫+增强

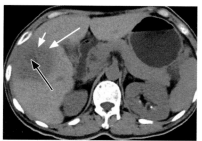

A

横断面 CT 平扫

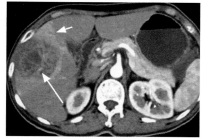

B

横断面增强 CT(动脉期)

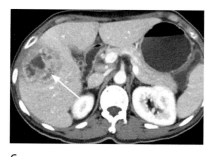

C

横断面增强 CT(门静脉期)

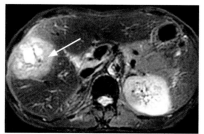

D

横断面 T2WI 脂肪抑制

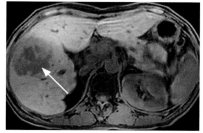

E

横断面 T1WI 脂肪抑制

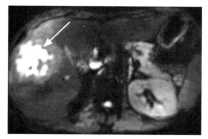

F

DWI(b = 800 s/mm²)

图 4-17 肝右叶脓肿

> **影像特点**
>
> ▸ **CT 平扫** 肝右后叶(Ⅴ段)稍低密度灶(A,长白箭),边界不清,内见分隔(A,短白箭)及更低密度灶(A,长黑箭)。
>
> ▸ **CT 增强** 囊壁及分隔明显强化(B,长白箭),周围肝实质动脉期灌注异常、明显强化(B,短白箭),门静脉期病灶呈蜂窝状(C,长白箭),可见典型的脓肿壁三层结构。

▶ **MRI** T2WI 见脓腔内液体样高信号、脓肿壁相对高信号（D，长白箭），T1WI 上呈等低信号（E，长白箭）。脓腔内弥散受限呈高信号（F，长白箭）。

影像诊断

▶ 肝右叶脓肿。

鉴别诊断

▶ **肝细胞癌** 一般有肝炎病史，甲胎蛋白升高，CT 增强扫描呈"快进快出"表现。

▶ **肝囊肿** CT 增强扫描显示囊肿无强化，边界清楚，一般无分隔，囊壁薄。当囊肿合并感染时，囊壁可有轻度强化，有时需结合临床病情是否进展与肝脓肿鉴别。

▶ **肝转移瘤** 有原发肿瘤病史，常为多发病灶，增强扫描常见病灶周边不规则环状强化、中央囊变区无强化的"牛眼征"表现。

肝脏海绵状血管瘤

性别	年龄	简要病史	检查方法
女	46 岁	体检发现肝脏占位 2 天	腹部 CT 平扫 + 增强 + MPR

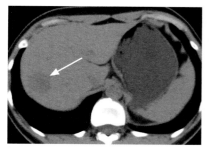

A
横断面 CT 平扫

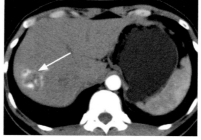

B
横断面增强 CT（动脉期）

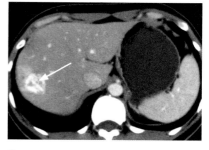

C
横断面增强 CT（门静脉期）

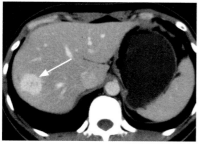

D
横断面增强 CT（延迟期）

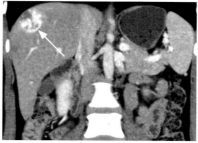

E
冠状面增强 CT MPR（门静脉期）

图 4 - 18　肝右叶海绵状血管瘤

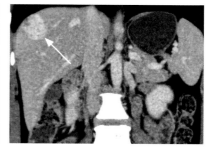

F
冠状面增强 CT MPR（延迟期）

影像特点
- **CT 平扫** 肝右前叶（Ⅷ段）稍低密度灶（A，箭），大小约 2.8 cm × 2.6 cm × 3.5 cm，边界欠清。
- **CT 增强** 动脉期呈周边结节状明显强化（B，箭），门静脉期向中心填充（C、E，箭），延迟期呈持续明显强化（D、F，箭）。

影像诊断
- 肝右叶海绵状血管瘤。

鉴别诊断
- **肝囊肿** 可分为寄生虫性和非寄生虫性肝囊肿。非寄生虫性肝囊肿又可分为先天性、炎症性、创伤性和肿瘤性肝囊肿，临床上先天性肝囊肿比较多见。CT 检查可见囊肿呈圆形，边缘清楚，密度均匀，CT 值接近水密度，增强扫描囊肿不强化。
- **肝脏局灶性结节性增生** 多为等低密度，动脉期实性成分明显，均匀强化，中央可见低密度瘢痕，增强后瘢痕区呈延迟强化，可伴有假包膜。
- **肝脏腺瘤** 多为育龄期女性，可有口服避孕药病史，密度不均匀，可伴出血等。

肝细胞癌

性别	年龄	简要病史	检查方法
女	50 岁	乙肝 20 余年,2 周前进食后呕吐,超声提示肝脏占位;甲胎蛋白 1 028. 00 ng/mL	腹部 CT 平扫 + 增强 + MPR

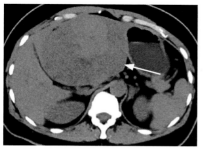

A
横断面 CT 平扫

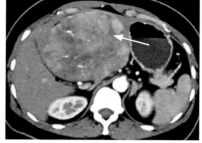

B
横断面增强 CT(动脉期)

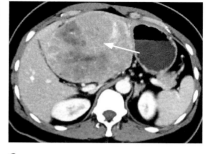

C
横断面增强 CT(门静脉期)

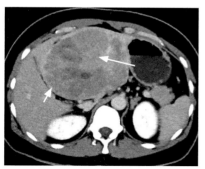

D
横断面增强 CT(延迟期)

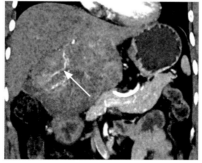

E
冠状面增强 CT MPR(动脉期)

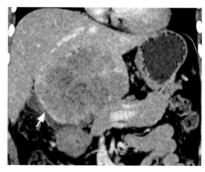

F
冠状面增强 CT MPR(门静脉期)

图 4 - 19　肝左叶肝细胞癌

影像特点

▶ **CT 平扫** 肝脏左叶巨大类圆形肿块（A，长箭），最大截面大小约 11.4 cm×9.8 cm，边界尚清，平扫密度不均匀，呈稍高、稍低混杂密度。

▶ **CT 增强** 病灶强化方式呈"快进快出"表现（B～D，长箭），动脉期肿块内见多发小供血动脉（E，长箭），延迟期可见假包膜样强化（D、F，短箭）。

影像诊断

▶ 肝左叶肝细胞癌(巨块型)。

鉴别诊断

▶ **肝脏海绵状血管瘤** 单发或多发病灶，边界清晰，增强扫描呈"快进慢出"强化方式。

▶ **肝转移瘤** 常多发，有原发肿瘤病史，CT 平扫呈低密度结节或肿块，中央常见坏死表现为更低密度区，增强 CT 可见环状强化，表现为"牛眼征"，门静脉期强化程度显著降低。

▶ **肝脏局灶性结节性增生**（FNH） CT 平扫较周围肝实质密度呈等或稍低密度，动脉期呈显著均匀强化，门静脉期仍呈高密度，延迟期呈等高密度，中央的星状瘢痕延迟强化是其特异性表现。

▶ **肝脓肿** 一般伴有感染的临床表现，CT 平扫表现为肝内低密度或混杂密度占位，增强后可见分隔及脓肿壁强化，抗感染治疗后病灶可缩小。

4. 20

肝脏转移瘤

性别	年龄	简要病史	检查方法
男	56 岁	乙状结肠癌术后 1 年	腹部 CT 平扫＋增强

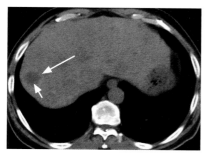

A
横断面 CT 平扫

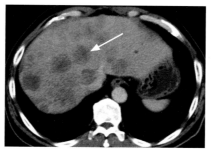

B
横断面增强 CT(1)

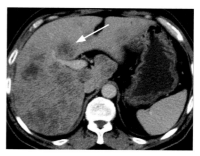

C
横断面增强 CT(2)

图 4–20　肝脏转移瘤

影像特点
- ▶ **CT 平扫**　肝实质内多发大小不等的稍低密度灶(A,长白箭),边界欠清晰,病灶中央呈更低密度(A,短白箭)。
- ▶ **CT 增强**　病灶边缘强化,但其强化程度不及周围肝实质,中央坏死区无强化,呈"牛眼征"(B、C,长白箭)。

影像诊断
- ▶ 肝脏多发转移瘤。

鉴别诊断
- ▶ **肝细胞癌**　CT 扫描表现为单发或多发稍低密度肿块,常有肿瘤周边假包膜,多期增强呈"快进快出"强化方式,与单发富血供转移瘤表现相似。但是多数有肝硬化表现及甲胎蛋白升高,可以此与肝转移瘤进行鉴别。

▶ **肝脓肿**　CT平扫可见多发低密度区,可有分隔、小气泡、气-液平,脓肿壁环绕脓腔,密度低于肝实质而高于脓腔,增强时中央坏死无强化、边缘强化。患者多有发热、腹痛及白细胞升高表现。

▶ **肝囊肿**　CT平扫可见肝实质内单发、多发类圆形、边界清楚、密度均匀的水样低密度灶。增强扫描时,囊肿壁较薄、无强化。

胆囊结石、胆囊炎

性别	年龄	简要病史	检查方法
女	57 岁	急性腹痛 2 天	腹部 CT 平扫 + MPR

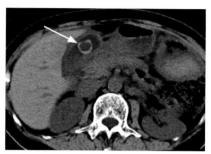 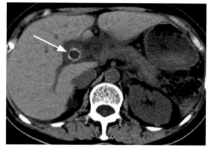 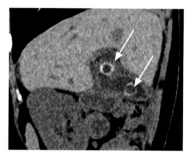

A
横断面 CT 平扫(1)

B
横断面 CT 平扫(2)

C
矢状面 CT MPR

图 4 - 21　胆囊结石、胆囊炎

影像特点 ▶ 胆囊增大,胆囊壁增厚(A,箭),周围脂肪间隙模糊,胆囊腔内 2 枚环状高密度结节(B、C,箭)。

影像诊断 ▶ 胆囊结石,急性胆囊炎。

鉴别诊断 ▶ **腹腔钙化、肠道高密度内容物**　腹部 X 线片上腹腔钙化、肠道内高密度内容物影易与胆囊结石混淆,可改变体位检查,有助于明确鉴别。CT 检查非常明确,无需鉴别。

胆囊癌

性别	年龄	简要病史		检查方法
女	52 岁	腹部不适 5 天		腹部 CT 平扫＋增强＋MPR

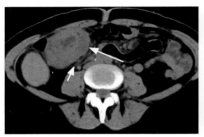

A
横断面 CT 平扫

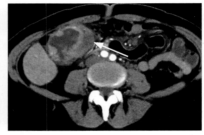

B
横断面增强 CT(动脉期)

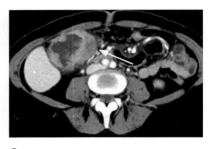

C
横断面增强 CT(门静脉期)

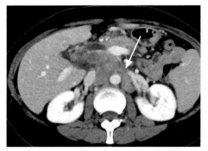

D
横断面增强 CT(延迟期)

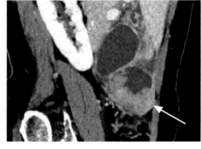

E
矢状面增强 CT MPR(门静脉期)

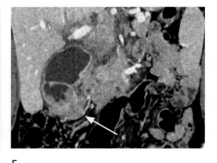

F
冠状面增强 CT MPR(门静脉期)

图 4-22 胆囊癌

影像特点 ▶ 胆囊增大,底部腔内外见不规则软组织密度肿块(A,长白箭),胆囊壁明显不均匀增厚,周围脂肪间隙模糊(A,短白箭)。增强后肿块呈持续明显强化(B、C、E、F,长白箭)。腹膜后多发肿大淋巴结(D,长白箭)。

影像诊断 ▶ 胆囊癌,腹膜后多发转移淋巴结。

| 鉴别诊断 | ▶ | **黄色肉芽肿性胆囊炎**　多有胆囊结石、胆囊壁增厚,在动脉期可出现"三明治"征,增厚囊壁内可见多发憩室样改变,累及肝脏可出现肝内小脓肿。 |

▶ **胆囊腺肌症**　胆囊壁局限或弥漫增厚,内见罗-阿窦扩大。

▶ **肝细胞癌**　累及周围肝实质的肿块型胆囊癌易与肝细胞癌混淆,但后者易发生门静脉受侵和癌栓,而且 AFP 多增高。

| 病理结果 | 胆囊癌。 |

胆管细胞癌

性别	年龄	简要病史	检查方法
男	69岁	黄疸2个月余	腹部CT平扫+增强,腹部MRI平扫+增强

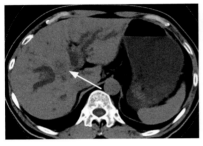

A
横断面 CT 平扫

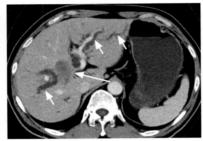

B
横断面增强 CT

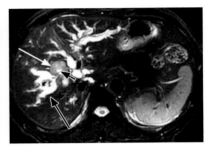

C
横断面 T2WI 脂肪抑制

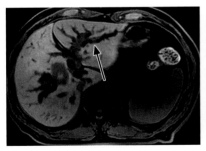

D
横断面 T1WI 脂肪抑制

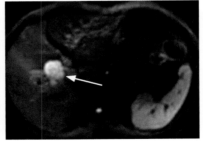

E
DWI(b = 800 s/mm²)

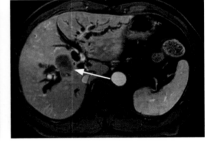

F
横断面增强 T1WI

图 4-23　右肝内胆管细胞癌

影像特点

▶ **CT**　肝脏右叶近肝门区低密度肿块(A,长白箭),增强呈轻度不均匀强化(B,长白箭),肝内胆管扩张(B,短白箭)。

▶ **MRI**　肿块 DWI 上呈高信号(E,长白箭),T2WI 脂肪抑制显示肿块中央更高信号(C,短黑箭)、周围相对高信号(C,长白箭),强化方式类似 CT 表现,呈轻度强化(F,长白箭),肝内胆管显著扩张(C、D,长黑箭)。

影像诊断 ▸ 肝右叶胆管细胞癌。

鉴别诊断 ▸ **肝细胞癌** 增强方式多为"快进快出",延迟增强后可有假包膜;一般不伴有邻近胆管的扩张。

病理结果 ▸ 胆管细胞癌。

急 性 胰 腺 炎

性别	年龄	简要病史	检查方法
女	35 岁	餐后急性腹痛 2 小时	腹部 CT 平扫＋增强

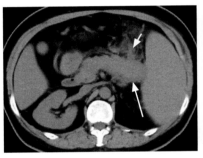

A
横断面 CT 平扫

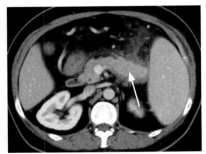

B
横断面增强 CT

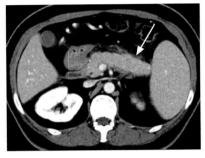

C
横断面增强 CT(复查)

图 4 – 24　急性胰腺炎

影像特点

▶ **首次 CT**　胰腺弥漫性肿大(A,长白箭),边缘模糊不清,周围脂肪间隙渗出(A,短白箭),增强胰腺实质强化尚均匀(B,长白箭)。

▶ **治疗后 2 周 CT**　胰腺周围渗出明显好转(C,长白箭)。

影像诊断

▶ 急性胰腺炎(水肿型)。

鉴别诊断

▶ 临床上根据急性胰腺炎病史、体征及实验室检查结果诊断并不困难。影像学检查的目的除进一步确诊外,主要是明确其类型、炎性渗出的范围及有无并发症。

▶ **急性坏死型胰腺炎**　急性胰腺炎 5～7 天后,局部并发症开始出现,坏死组织易辨认,应做好必要的影像学复查。

▶ **胰腺肿瘤**　影像学检查可以发现少数因胰腺肿瘤导致的急性胰腺炎。

慢性胰腺炎

性别	年龄	简要病史	检查方法
男	40 岁	既往多次胰腺炎病史	腹部 CT 平扫 + 增强 + CPR

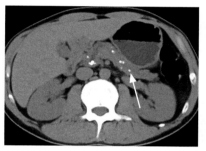

A
横断面 CT 平扫

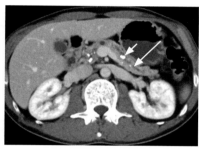

B
横断面增强 CT

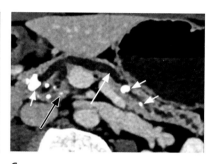

C
增强 CT CPR

图 4-25 慢性胰腺炎

影像特点 ▶ 胰腺萎缩(A,长白箭),胰管呈串珠状不均匀扩张(B、C,长白箭)伴结石、钙化(B、C,短白箭),胰腺多发钙化(C,长黑箭)。

影像诊断 ▶ 慢性胰腺炎。

鉴别诊断 ▶ **胰腺癌** 慢性胰腺炎时胰管可发生不规则扩张和狭窄,但罕有胰管突然截断的表现。发现钙化、假性囊肿提示炎症可能大。胰腺癌易侵犯或包埋邻近血管,出现肝转移、腹膜后淋巴结转移时提示恶性病变。有时鉴别困难需穿刺活检或随访才能确诊。

胰腺癌

性别	年龄	简要病史	检查方法
男	53 岁	中上腹不适数日,黄疸;CA19‑9>10 000 U/mL	腹部 CT 平扫 + 增强 + MPR

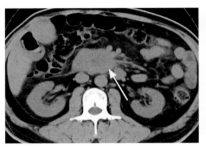

A
横断面 CT 平扫

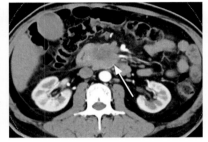

B
横断面增强 CT(动脉期)

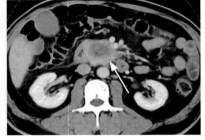

C
横断面增强 CT(门静脉期)

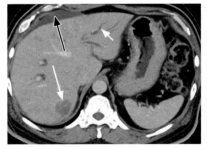

D
横断面增强 CT(延迟期)

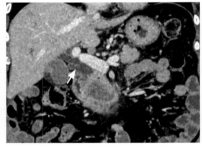

E
冠状面增强 CT MPR(门静脉期)

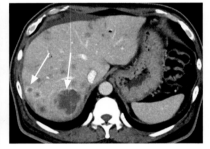

F
横断面增强 CT(复查)

图 4‑26 胰腺癌

影像特点

▶ 胰头增大(A,长白箭),增强后胰腺钩突见相对乏血供肿块、边界不清(B、C,长白箭),与周围十二指肠框分界不清,胆道扩张(D、E,短白箭);肝内见转移结节(D,长白箭),肝脏包膜下积液(D,长黑箭)。

▶ 4 个月后复查 CT 肝转移进展(F,长白箭)。

影像诊断 ▶ 胰腺癌。

鉴别诊断 ▶ **慢性胰腺炎** 可伴有胰头增大，发现钙化、假性囊肿提示炎症可能大。慢性胰腺炎时胰管可发生不规则扩张和狭窄，但罕有胰管突然截断的表现。胰腺癌易侵犯或包埋邻近血管，出现肝转移、腹膜后淋巴结转移时提示恶性病变。有时鉴别困难需穿刺活检或随访才能确诊。

▶ **自体免疫性胰腺炎** 临床症状轻，腹痛常不明显。影像上可表现为胰头局限性增大，但边界清楚，邻近血管无侵犯，常合并其他器官自身免疫性疾病。实验室检查血清 IgG 4 升高，且激素治疗有效。

病理结果 ▶ 胰腺癌。

胰腺神经内分泌肿瘤

性别	年龄	简要病史	检查方法
男	56 岁	乙肝病史 8 年	腹部 CT 平扫 + 增强

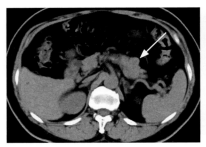 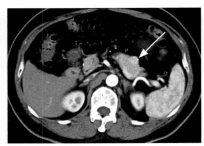 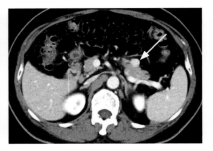

A
横断面 CT 平扫

B
横断面增强 CT (动脉期)

C
横断面增强 CT (门静脉期)

图 4-27　胰尾神经内分泌肿瘤

> **影像特点**

> ▶ **CT 平扫**　胰腺尾部前缘局部结节状隆起, 呈等低密度 (A, 箭)。
> ▶ **CT 增强**　动脉期明显均匀强化 (B, 箭), 门静脉期持续强化 (C, 箭), 病灶密度明显高于周围胰腺实质, 病灶边界清晰。

> **影像诊断**

> ▶ 胰尾神经内分泌肿瘤。

> **鉴别诊断**

> ▶ **胰腺导管腺癌**　绝大多数为乏血供, 肿瘤恶性程度高, 常伴有上游胰胆管扩张、胰腺组织萎缩等继发性改变, 易侵犯周围组织和邻近血管, 易发生转移。神经内分泌肿瘤通常呈富血供, 动脉期呈高强化, 且可持续强化, 肿块边界较清晰, 周围组织无浸润或浸润较轻。

> ▶ **胰腺内副脾**　胰腺内副脾几乎都在胰尾, CT 平扫时密度、磁共振平扫时各序列信号、DWI 扩散受限程度及 CT、MR 强化程度均与脾实质一致。

胰腺实性假乳头状瘤

性别	年龄	简要病史	检查方法
女	10 岁	腹部不适 1 个月余	腹部 CT 平扫 + 增强

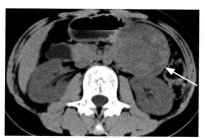

A
横断面 CT 平扫

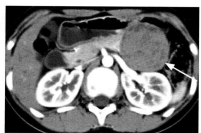

B
横断面增强 CT(动脉期)

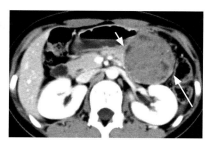

C
横断面增强 CT(门静脉期)

图 4 - 28　胰尾实性假乳头状瘤

影像特点

▶ **平扫**　胰腺尾部类圆形肿块(A,长白箭),边界清晰,截面大小约 5. 6 cm × 6. 0 cm,呈稍低密度,内部密度欠均匀。

▶ **增强**　肿块中度不均匀强化(B、C,长白箭),胰尾与肿块交界处呈喇叭口样改变(C,短白箭)。

影像诊断

▶ 胰尾实性假乳头状瘤(SPT)。

鉴别诊断

▶ **胰母细胞瘤**　好发于 10 岁以下儿童,胰头和胰尾多见,30% ～ 68% 患儿甲胎蛋白阳性。肿块呈囊实性,内可见分隔及斑片或线状钙化,实性或部分增强后明显强化,晚期可见淋巴结、肝等部位转移。

▶ **胰腺神经内分泌肿瘤**　多发生在胰体尾部,肿瘤较小,CT 平扫检出率低,CT 增强动脉期和门静脉期肿瘤均表现为中度或明显强化,且持续时间长。

病理结果

▶ 胰腺实性假乳头状瘤。

脾脏梗死

性别	年龄	简要病史	检查方法
男	7岁	尼曼-皮克病	腹部 CT 平扫 + 增强 + MPR

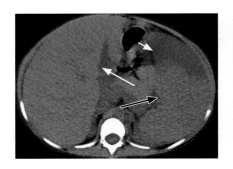 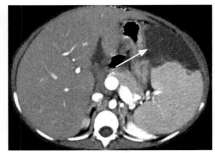 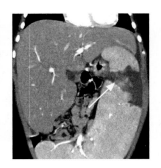

A　　　　　　　　　　　　　　　　B　　　　　　　　　　　　　　　　C
横断面 CT 平扫　　　　　　　　　横断面增强 CT　　　　　　　　冠状面增强 CT MPR

图 4‐29　脾梗死

影像特点
- ▶ **CT 平扫**　肝脏肿大（A，长白箭），脾脏肿大（A，长黑箭），脾脏内见楔形低密度（A，短白箭）。
- ▶ **增强 CT**　脾脏楔形低密度影显示更清晰，增强无强化，尖端指向脾门（B、C，长白箭）。

影像诊断
- ▶ 肝肿大，脾肿大，脾梗死。

鉴别诊断
- ▶ 脾梗死在影像上呈楔形病灶这一典型表现时，诊断不难。若形态不规则需与脾脓肿、脾破裂出血等鉴别。
- ▶ **脾脓肿**　增强检查脓肿壁及分隔可见强化，而脾梗死灶无强化。
- ▶ **脾破裂**　有外伤史，脾脏实质低密度影，常伴有脾脏包膜下积血。

脾脏血管瘤

性别	年龄	简要病史	检查方法
男	65 岁	体检发现脾脏肿块 2 天	腹部 CT 平扫 + 增强

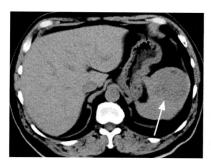

A
横断面 CT 平扫

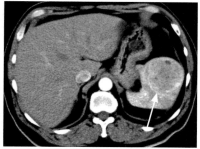

B
横断面增强 CT(动脉期)

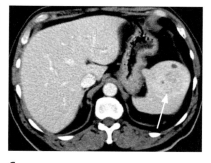

C
横断面增强 CT(门静脉期)

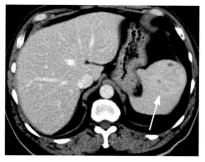

D
横断面增强 CT(延迟期)

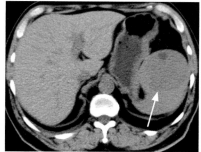

E
横断面 CT 平扫(复查)

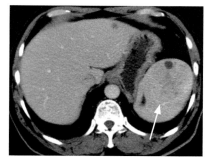

F
横断面增强 CT(复查)

图 4-30　脾脏血管瘤

影像特点

▶ **CT 平扫**　脾脏内类圆形稍低密度肿块(A,箭),边界欠清晰。

▶ **CT 增强**　较邻近脾脏实质,动脉期强化程度相仿(B,箭),门静脉期呈稍高密度(C,箭),延迟期呈等密度(D,箭),强化方式呈"快进慢出"表现。

▶ **随访** 5 年肿块大小无变化(E、F箭)。

影像诊断 ▶ 脾脏血管瘤。

鉴别诊断 ▶ 典型的脾脏海绵状血管瘤影像诊断并不困难,不典型者需与其他脾脏富血供肿瘤和非肿瘤病变鉴别。

脾脏淋巴瘤

性别	年龄	简要病史	检查方法
女	69 岁	腹部不适,超声提示脾脏肿块 3 天	腹部 CT 平扫 + 增强 + MPR

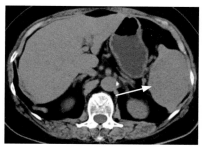

A
横断面 CT 平扫

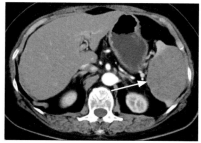

B
横断面增强 CT(动脉期)

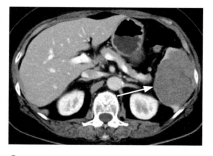

C
横断面增强 CT(门静脉期)

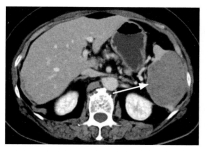

D
横断面增强 CT(延迟期)

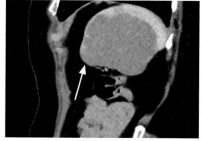

E
矢状面增强 CT MPR

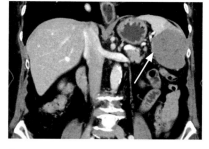

F
冠状面增强 CT MPR

图 4-31 脾脏淋巴瘤

影像特点
▷ **平扫** 脾脏内见类圆形低密度肿块(A,箭),边界较清晰。
▷ **增强** 各期呈轻度强化,强化较均匀(B~F,箭)。

影像诊断
▷ 脾淋巴瘤。

鉴别诊断

▶ **脾增大**　仅表现脾脏增大的脾原发性淋巴瘤诊断困难,需与其他病因所致的脾增大鉴别。

▶ **脾转移瘤**　仅表现为脾内单发或多发病灶的脾原发淋巴瘤,需与转移瘤等鉴别。

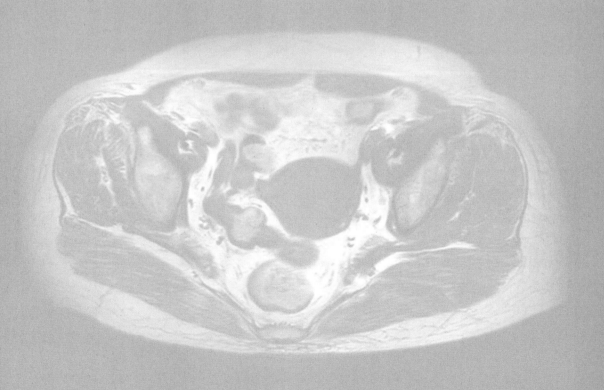

右肾囊肿

性别	年龄	简要病史	检查方法
男	24 岁	体检超声发现右肾囊性占位	CT 尿路造影 (CTU)

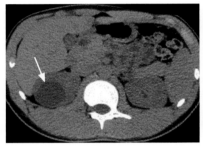

A
横断面 CT 平扫（1）

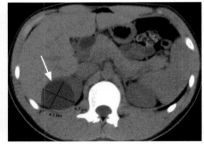

B
横断面 CT 平扫（2）

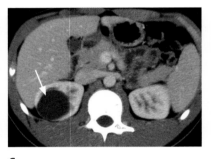

C
横断面增强 CT（实质期）

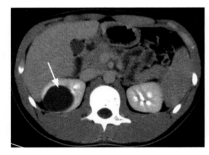

D
横断面增强 CT（排泄期）

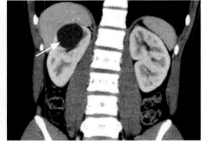

E
冠状面增强 CT MPR

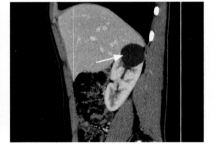

F
矢状面增强 CT MPR

图 5-1 右肾上极单纯肾囊肿

> **影像特点**
>
> ▶ **CT 平扫** 右肾上极实质内见类圆形低密度灶（A，箭），最大截面大小为 4.7 cm × 4.3 cm（B，箭），边缘清楚，密度均匀，CT 值约 1.9 HU。
>
> ▶ **CT 增强** 实质期及排泄期病灶均未见强化（C～F，箭）。

影像诊断 ▶ 右肾上极单纯肾囊肿。

鉴别诊断 ▶ **多囊肾** 有明确的常染色体显性遗传性多囊肾家族史；肾脏体积增大，双肾弥漫分布多发大小不等的圆形或卵圆形水样低密度灶，可伴钙化或出血，增强检查病变无强化。

▶ **肾盂积水** 当囊肿发生于肾盂旁，则与肾积水鉴别困难，可通过静脉肾盂造影或逆行肾盂造影鉴别，肾盂积水可见对比剂进入扩张的肾盂。

病理结果 ▶ 未手术，随访。

5. 2 双肾结石

性别	年龄	简要病史	检查方法
男	65 岁	间歇性左侧腰部疼痛 10 年,加重 1 年余	腹部 X 线摄影,腹部 CT(平扫 + MPR)

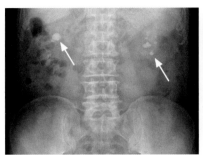

A
腹部 X 线片

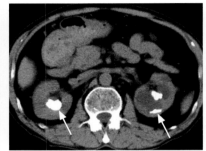

B
横断面 CT 平扫(1)

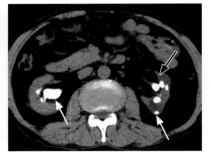

C
横断面 CT 平扫(2)

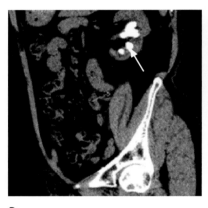

D
左肾斜冠状面 CT MPR

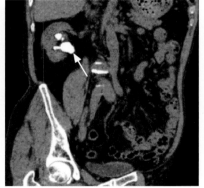

E
右肾斜冠状面 CT MPR

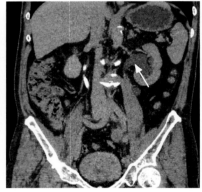

F
左肾冠状面 CT MPR

图 5‐2 双肾多发结石

影像特点

▶ **X 线片** 双侧肾区多发斑片及结节样致密影(A,白箭)。

▶ **CT 平扫** 双侧肾盂肾盏内见多发斑片结节状致密影(B、C,白箭),右侧较大者长径约 3.0 cm,左侧较大者长径约 2.6 cm。左肾实质内见多发类圆形低密度灶(C,黑箭),较大者直径约 2.5 cm。

▶ **CT MPR** 双侧肾盂肾盏内多发结节状致密影(D、E,白箭),左侧肾盂肾盏扩张积水(F,白箭)。

影像诊断

▶ 双肾多发结石,左肾积水。

▶ 左肾囊肿。

鉴别诊断

▶ **髓质海绵肾** 双侧肾集合管扩张伴细小钙化,钙化位于肾椎体处,且为双侧性。

▶ **肾钙质沉着症** 见于高钙血症和肾小管酸中毒,双侧性。

5.3　　　　　　　　　　　　　　　　　　右肾血管平滑肌脂肪瘤

性别	年龄	简要病史	检查方法
男	47 岁	体检超声发现右肾占位 3 天	腹部 CT(平扫＋增强),超声

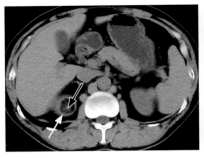

A
横断面 CT 平扫

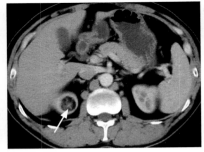

B
横断面增强 CT(皮质期)

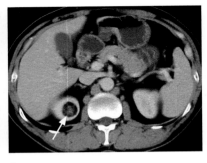

C
横断面增强 CT(实质期)

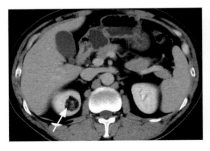

D
横断面增强 CT(排泄期)

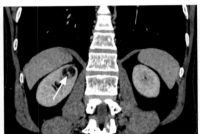

E
冠状面 CT MPR

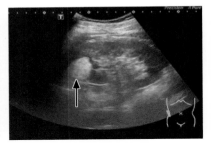

F
超声

图 5-3　右肾上极血管平滑肌脂肪瘤

> **影像特点**
>
> ▶ **CT 扫描**　右肾上极见含脂肪密度结节(A,白箭),类圆形,边缘清楚,大小约 2.3 cm × 2.2 cm,内见小条片软组织密度(A,黑箭),增强呈明显强化(B~E,白箭)。
>
> ▶ **超声检查**　右肾上极高回声肿块(F,黑箭),边界清晰。

影像诊断 ▶ 右肾上极血管平滑肌脂肪瘤。

鉴别诊断 ▶ **肾癌** 临床上多表现为无痛性肉眼血尿,肾血管平滑肌脂肪瘤血尿少见,多为体检时发现;肾癌典型影像表现为类圆形或分叶状软组织肿块,肿瘤较大者可出现囊变、出血、坏死造成密度不均匀,呈快进快出式强化;是否含脂肪组织为重要的鉴别要点。

▶ **肾淋巴瘤** 多为双侧肾脏同时受累,以多发类圆形结节多见;病灶密度均匀,CT 平扫呈等或稍高密度,CT 增强后呈轻中度强化,常低于同期肾实质强化。

病理结果 ▶ 右肾血管平滑肌脂肪瘤,直径 3 cm;周围肾组织内部分肾小球球性硬化。

右肾透明细胞癌

性别	年龄	简要病史	检查方法
女	53 岁	体检发现右肾占位 1 周	腹部 CT(平扫 + 增强)，腹部 MRI(平扫 + 增强)

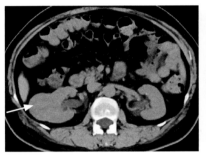

A
横断面 CT 平扫

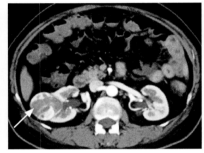

B
横断面增强 CT(皮质期)

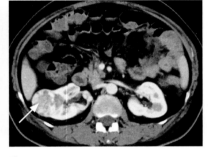

C
横断面增强 CT(实质期)

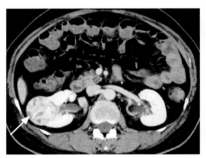

D
横断面增强 CT(排泄期)

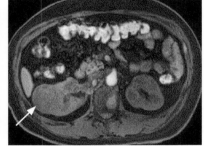

E
横断面 T1WI 脂肪抑制

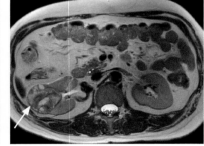

F
横断面 T2WI

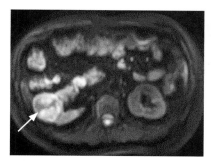
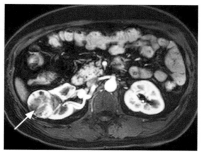
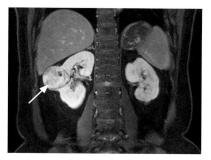

G
横断面 DWI(b = 800 s/mm²)

H
横断面增强 T1WI

I
冠状面增强 T1WI

图 5-4 右肾中部透明细胞癌

影像特点

▶ **CT** 右肾中部见卵圆形外凸软组织肿块（A，箭），截面大小约 4.2 cm×4.7 cm，平扫内部密度欠均匀，内见小斑片状低密度区；增强皮质期、实质期呈明显不均匀强化（B、C，箭），排泄期强化减弱（D，箭），肿块内部坏死区无强化，病灶与邻近正常肾实质分界清晰。

▶ **MRI** 右肾中部可见卵圆形肿块，大小约 4.2 cm×4.8 cm，T1WI 上呈等低信号（E，箭），T2WI 上呈不均匀高信号（F，箭），DWI 上呈混杂信号（G，箭），增强扫描病灶实质部分呈明显不均匀强化（H、I，箭）。

影像诊断

▶ 右肾中部透明细胞癌。

鉴别诊断

▶ **肾血管平滑肌脂肪瘤** 典型者在 CT 上表现为混杂低密度灶，内部脂肪成分具有一定的特异性，增强扫描病灶不均匀强化。

▶ **肾嗜酸细胞腺瘤** 多外生形态，具有假包膜，较少出现脂质、囊变坏死及出血。较大病灶（直径≥3 cm）可以有中心纤维瘢痕、轮辐状强化，皮质期中度及明显强化特点。

病理结果

▶ 右肾细胞癌（透明细胞型），Ⅱ～Ⅲ级。

性别	年龄	简要病史	检查方法
女	31 岁	血尿 1 天	腹部 X 线片（KUB），腹部 CT 平扫 + MPR

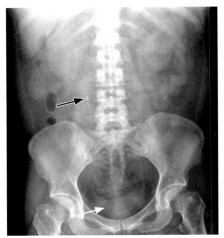

A

腹部 X 线片（KUB）

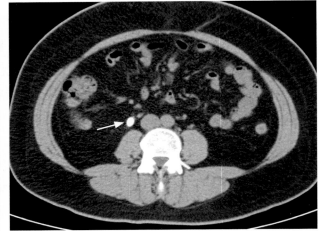

B

横断面 CT 平扫

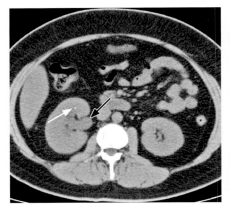

C

横断面 CT 平扫（肾门层面）

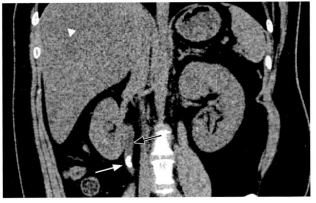

D

冠状面 CT MPR

图 5-5 右侧输尿管结石

影像特点

▶ **X 线片** 右侧输尿管中段走行区数个高密度小结节（A,黑箭）,盆腔右侧两个斑点钙化灶（A,白箭）。

▶ **CT 平扫及 MPR** 右侧输尿管中段高密度小结节（B、D,白箭）,长径约 1.1cm,其上输尿管及右侧肾盂肾盏扩张（C、D,黑箭）,右侧肾窦内点状高密度影（C,白箭）。肝脏实质密度减低（D,箭头）。

影像诊断

▶ 右侧输尿管中段结石伴梗阻性积水,右肾小结石。

▶ 脂肪肝,盆腔右侧静脉石。

鉴别诊断

▶ **盆腔静脉石** 位于盆腔的输尿管结石需要与静脉石鉴别,静脉石常多发,边缘光滑呈圆形,中心透明;而结石多呈椭圆形,边缘毛糙。

左侧输尿管癌

性别	年龄	简要病史	检查方法
男	65 岁	排尿不畅 2 周余	CTU

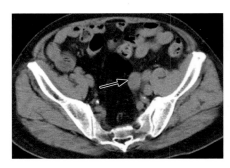

A
横断面 CT 平扫

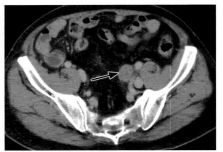

B
横断面增强 CT(实质期)

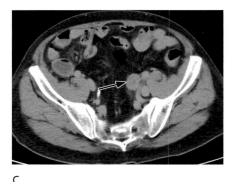

C
横断面增强 CT(排泄期)

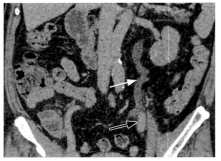

D
冠状面 CT MPR

图 5-6　左侧输尿管癌

影像特点

▶ **CT 平扫**　左侧输尿管下段管壁增厚伴软组织肿块(A,黑箭),大小约 2.5 cm×2.0 cm,密度较均匀。

▶ **CT 增强**　病灶呈轻至中度强化(B~D,黑箭),周围脂肪间隙稍模糊,病灶上游肾盂肾盏及输尿管扩张积水(D,白箭)。

影像诊断 ▶ 左侧输尿管下段癌伴尿路梗阻性积水。

鉴别诊断 ▶ **输尿管结核** 常继发于肾结核,出现尿频、尿急等膀胱刺激症状,常出现输尿管钙化、膀胱挛缩表现。

病理结果 ▶ "左输尿管"鳞状细胞癌Ⅱ级,部分为浸润性尿路上皮癌(高级别)。

膀 胱 结 石

性别	年龄	简要病史	检查方法
男	66 岁	血尿 1 天	CTU

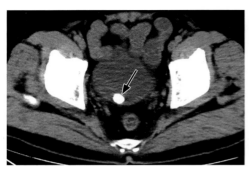

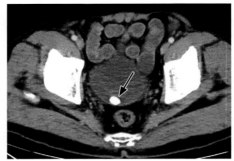

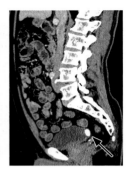

A
横断面 CT 平扫

B
横断面增强 CT(实质期)

C
矢状面 CT MPR

图 5 - 7 膀胱结石

影像特点

▶ **CT 平扫** 膀胱充盈可,右侧三角区见结节状致密影(A,黑箭),大小约
1. 6 cm × 1. 1 cm。

▶ **CT 增强** 病灶无强化(B、C,黑箭),膀胱壁均匀强化。

影像诊断

▶ 膀胱结石。

鉴别诊断

▶ 膀胱结石具有典型影像表现,无需鉴别。

膀胱炎

性别	年龄	简要病史	检查方法
女	66 岁	发现右肾积水 3 周余	盆腔 CT(平扫 ＋ 增强)， 盆腔 MRI(平扫 ＋ 增强)

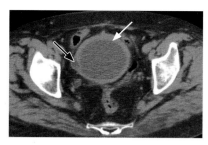

A
横断面 CT 平扫

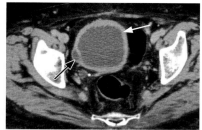

B
横断面增强 CT

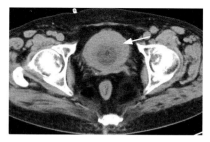

C
2 周后横断面 CT 平扫

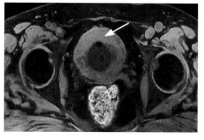

D
横断面 T1WI 脂肪抑制

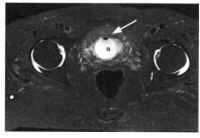

E
横断面 T2WI 脂肪抑制

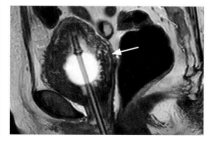

F
矢状面 T2WI

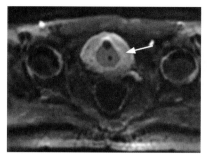

G
DWI(b ＝ 1 000 s/mm²)

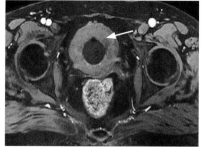

H
横断面增强 T1WI

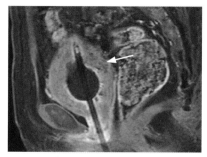

I
矢状面增强 T1WI

图 5－8　膀胱炎

影像特点
- ► **CT** 膀胱壁弥漫轻度增厚（A，白箭），膀胱右侧壁憩室（A，黑箭）；增强后膀胱壁明显均匀强化（B，白箭），憩室无明显强化（B，黑箭）。
- ► 2周后膀胱导尿管置入后 CT 平扫示膀胱充盈欠佳，内置导尿管，膀胱壁明显增厚（C，白箭）。
- ► **MRI 平扫＋增强** 膀胱壁均匀明显增厚，T1WI 脂肪抑制上呈等信号（D，白箭），T2WI 脂肪抑制上呈等高信号（E、F，白箭），DWI 上呈等信号（G，白箭），增强呈中度均匀强化（H、I，白箭）。

影像诊断
- ► 腺性膀胱炎。

鉴别诊断
- ► **膀胱结核** 膀胱容量缩小，轮廓不规整，即"挛缩膀胱"，可见膀胱壁增厚、毛糙伴钙化。
- ► **膀胱癌** 膀胱壁局限性增厚或突入腔内的菜花样肿块，DWI 上呈明显高信号，增强后明显强化。

病理结果
- ► **膀胱镜检查** 膀胱内小梁小室中度增生。3 次尿脱落细胞检查均未见肿瘤细胞。

膀胱癌

性别	年龄	简要病史	检查方法
男	88 岁	无痛性血尿 2 个月	CTU,盆腔 MRI(平扫 + 增强)

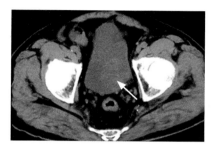

A
横断面 CT 平扫

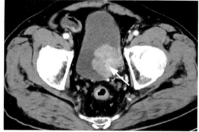

B
增强 CT(实质期)

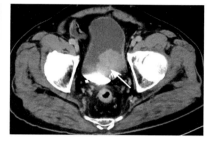

C
增强 CT(排泄期)

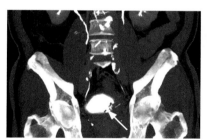

D
冠状面 CT(排泄期)MIP

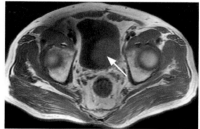

E
横断面 T1WI

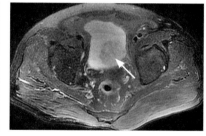

F
横断面 T2WI 脂肪抑制

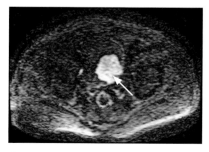

G
DWI(b = 1 000 s/mm²)

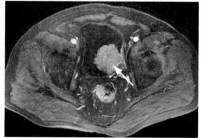

H
横断面增强 T1WI

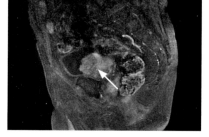

I
矢状面增强 T1WI

图 5-9　膀胱癌

影像特点

▶ **CT** 膀胱左侧三角区见菜花样肿块、凸向腔内（A，白箭），截面大小约 4.9 cm×5.0 cm，CT 值约 28 HU，病灶边界不光整；增强呈明显不均匀强化（B、C，白箭），实质期 CT 值 98 HU，排泄期 CT 值约 110 HU。排泄期冠状面 MIP 显示膀胱左侧三角区充盈缺损（D，白箭）。

▶ **MRI** 膀胱左侧壁突向腔内较大异常信号肿块，分叶状，大小约 5.5 cm×4.6 cm，T1WI 上呈等信号（E，白箭），T2WI 脂肪抑制上呈稍低信号（F，白箭），DWI 上呈不均匀高信号（G，白箭），增强后明显强化（H、I，白箭）。周围膀胱壁增厚，膀胱壁外毛糙，膀胱壁后方见增粗血管影。

影像诊断

▶ 膀胱癌。

鉴别诊断

▶ **前列腺癌突入膀胱** 可见前列腺体积增大，密度不均匀，增强后呈结节样强化，多呈菜花状突入膀胱底部，双侧膀胱精囊角消失，可见精囊增大。另外，膀胱壁因长期慢性排尿困难，造成整个膀胱壁弥漫性增厚，但无局部改变。

▶ **膀胱内血凝块** CT 平扫密度较膀胱高，CT 值约 50～60 HU，形状不规则，改变体位可见病灶位置改变；增强后无强化。

▶ **膀胱炎性肉芽肿** 膀胱壁普遍增厚，常有膀胱容量变小，内有局限性隆起，隆起内可有钙化或囊变，较常见于女性。

病理结果

▶ 膀胱乳头状尿路上皮癌，高级别。

前列腺增生

性别	年龄	简要病史	检查方法
男	68 岁	尿频,排尿困难 1 年	前列腺 MRI(平扫 + 增强)

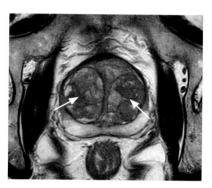

A

横断面 T2WI

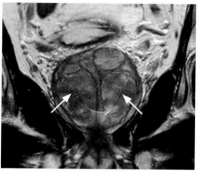

B

冠状面 T2WI

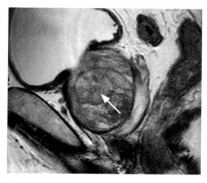

C

矢状面 T2WI

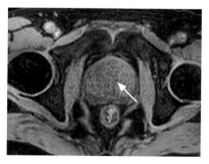

D

横断面 T1WI 脂肪抑制

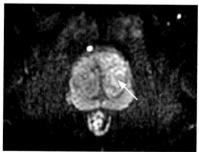

E

DWI(b = 1 000 s/mm²)

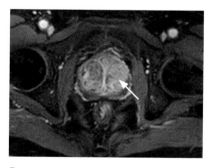

F

横断面增强 T1WI

图 5‑10　前列腺增生

影像特点

▶ **MRI 平扫**　前列腺体积增大,大小约 5. 5 cm × 5. 3 cm × 4. 3 cm,移行带内见多发结节灶,T2WI 上呈高低混杂信号(A~C,箭),T1WI 脂肪抑制上呈等低信号(D,箭),DWI 部分结节呈稍高信号(E,箭),外周带及膀胱后壁轻度受压。

▶ **MRI 增强**　移行带结节呈不均匀延迟强化(F,箭)。

影像诊断

良性前列腺增生。

鉴别诊断

▶ **前列腺癌**　当早期前列腺癌发生于外周带时,T2WI 显示高信号的外周带出现局限性低信号区;当发生于中央带和移行带时,常规 MRI 鉴别有一定困难,通过 DWI、MRS、动态增强检查有助于鉴别诊断。癌变组织 DWI 表现为高信号,MRS 可见 Cho 峰增高和 Cit 峰降低,动态增强可见异常强化区,而前列腺增生结节一般无上述表现。

▶ **前列腺炎**　T2WI 上前列腺外周带信号减低,而前列腺增生多表现为前列腺外周带受压变薄,但 T2WI 上信号多正常。

前列腺癌

性别	年龄	简要病史	检查方法
男	75 岁	体检发现 PSA 升高 3 个月余	前列腺 MRI(平扫＋增强)

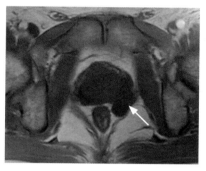

A
横断面 T1WI

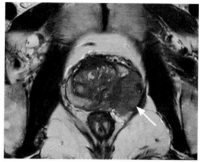

B
横断面 T2WI

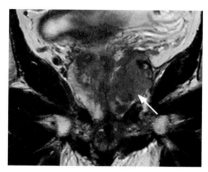

C
冠状面 T2WI

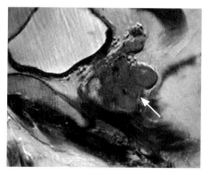

D
矢状面 T2WI

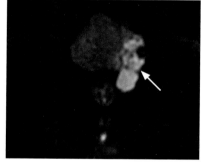

E
DWI(b＝1 000 s/mm²)

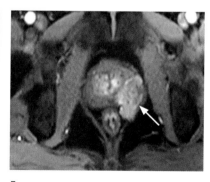

F
横断面增强 T1WI

图 5‐11　前列腺癌

▶ **MRI 平扫** 前列腺形态饱满,左侧外周带 2 点～5 点方向见不规则异常信号结节(A,白箭),截面大小约 2.9 cm×2.0 cm,T1WI 上呈等信号(A,箭),T2WI 上呈等低信号(B～D,箭),DWI 上呈明显高信号(E,箭),邻近移行带受压,左侧精囊腺受侵。

▶ **MRI 增强** 早期病灶明显强化(F,箭),延迟后对比剂有退出,突破左侧包膜,向后延伸。盆腔骨质未见异常信号。

影像诊断

▶ 前列腺癌,左侧包膜、精囊腺受侵。

鉴别诊断

▶ **慢性前列腺炎** T2WI 上前列腺外周带信号减低与前列腺癌鉴别困难,可结合 DWI、动态增强曲线及 PSA 检查进行鉴别。

▶ **前列腺增生** 前列腺体积增大,轮廓光整,两侧对称,外周带变薄。

▶ **膀胱癌** 前列腺癌突入膀胱时易与膀胱癌混淆。前者肿块与前列腺内病变相连且在前列腺轮廓内时,PSA 检测有助于鉴别。

病理结果

▶ 前列腺腺癌(Gleason4＋5＝9 分),见腺外浸润,侵犯神经,基底切缘、左侧精囊腺及尖部累及。

子宫肌瘤

性别	年龄	简要病史	检查方法
女	45 岁	腹痛,发现子宫占位 1 年余,增大 2 个月	盆腔 MRI(平扫 + 增强)

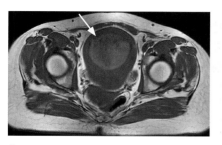

A
横断面 T1WI

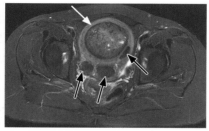

B
横断面 T2WI 脂肪抑制

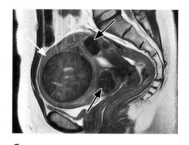

C
矢状面 T2WI

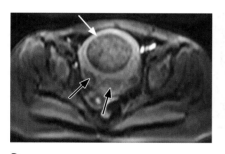

D
DWI(b = 1 000 s/mm²)

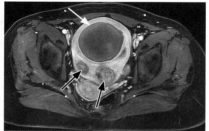

E
横断面增强 T1WI

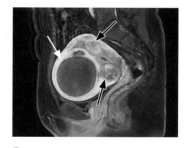

F
矢状面增强 T1WI

图 5 - 12　子宫肌瘤

影像特点 ▶ 子宫增大,前壁肌层内一枚较大肿块,大小约 6. 5 cm × 6. 2 cm × 6. 8 cm,病灶边界清晰,内部信号不均,T1WI、T2WI 脂肪抑制上呈高低混杂信号(A~C,白箭),DWI 上呈低信号(D,白箭),增强后轻度强化(E、F,白箭)。

▶ 子宫肌层内另见多发异常信号肿块,类圆形或卵圆形,长径约 1～3 cm,病灶边界清晰,T1WI 上呈等信号,T2WI 上呈极低信号(B、C,黑箭),DWI 上呈低信号(D,黑箭),增强后呈不均匀中等强化(E、F,黑箭),子宫内膜受压。

影像诊断 ▶ 子宫多发肌瘤,前壁肌瘤伴变性。

鉴别诊断 ▶ **子宫肌瘤恶变** 多见于 50～59 岁女性。临床表现为下腹痛或不规则阴道流血。MRI 显示子宫体部实性肿块,体积较大,与周围正常肌层分界不清,病灶多因囊变、出血而表现为不均质信号,T1WI 上常呈等、低信号,T2WI 上呈混杂稍高信号,DWI 上呈明显不均质高信号,增强后病灶明显不均匀强化。

▶ **卵巢纤维卵泡膜瘤** 多见于老年女性,尤其绝经后的女性。临床常表现为月经不规则,绝经后女性多表现为阴道不规则流血。MRI 示盆腔内实性肿块,边界清楚。纤维成分为主时,表现为 T1WI 上等信号和 T2WI 低信号,增强后轻度延迟强化;卵泡膜成分为主时,表现为 T1WI 上呈等低信号和 T2WI 混杂稍高信号,增强后不均匀延迟强化。

病理结果 ▶ 子宫前壁平滑肌瘤伴局灶梗死。

子宫内膜癌

性别	年龄	简要病史	检查方法
女	60 岁	绝经 6 年,不规则阴道出血 6 个月,加重 2 个月	盆腔 MRI(平扫＋增强)

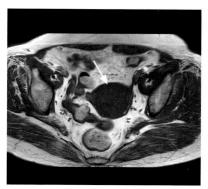

A

横断面 T1WI

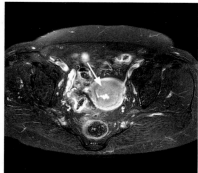

B

横断面 T2WI 脂肪抑制

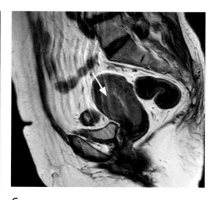

C

矢状面 T2WI

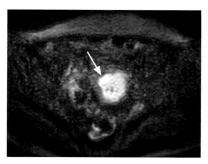

D

DWI(b = 1 000 s/mm²)

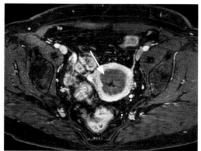

E

横断面增强 T1WI

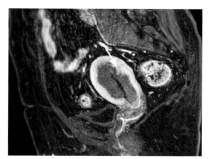

F

矢状面增强 T1WI

图 5-13　子宫内膜癌

影像特点 ▶ 子宫增大,子宫内膜弥漫信号异常,T1WI 上呈等信号(A,箭),T2WI 脂肪抑制及 T2WI 序列上呈稍高信号(B、C,箭),DWI 上呈高信号(D,箭),增强见轻度不均匀强化,结合带及子宫肌层受侵(E、F,箭)。

▶ 双侧附件区未见明显异常信号影,盆腔内未见明显增大淋巴结。

影像诊断 ▶ 子宫内膜癌。

鉴别诊断 ▶ **子宫内膜息肉样增生** 单发者多位于宫底,多发者表现为内膜不均匀增厚,DWI 上弥散不受限,强化较均匀。

▶ **子宫黏膜下肌瘤** 典型表现为 T2WI 上明显均一低信号,伴变性时可呈 T1WI、T2WI 高低混杂信号,增强可呈不均匀强化。

病理结果 ▶ 子宫内膜样腺癌,Ⅱ级;肿瘤浸润深肌层约 1.3 cm。

5.14 宫颈癌

性别	年龄	简要病史	检查方法
女	56 岁	停经后阴道出血 1 年	盆腔 MRI(平扫 + 增强)

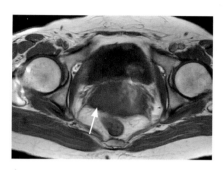

A
横断面 T1WI

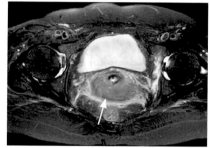

B
横断面 T2WI 脂肪抑制

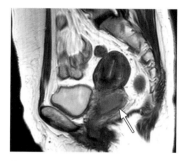

C
矢状面 T2WI

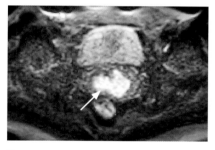

D
横断面 DWI
(b = 1 000 s/mm²)

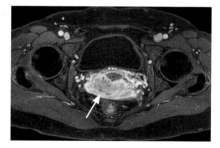

E
横断面增强 T1WI

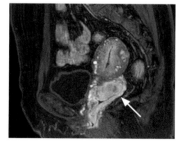

F
矢状面增强 T1WI

图 5-14 宫颈癌

影像特点 ▸ **MRI 平扫** 子宫颈部黏膜增厚伴软组织肿块形成,大小 4.9 cm × 2.9 cm,T1WI 上呈等低信号(A,箭),T2WI 脂肪抑制及矢状面 T2WI 上呈稍高信号(B、C,箭),DWI 上呈明显高信号(D,箭)。

▸ **MRI 增强** 增强后病灶呈中度不均匀强化(E,箭),病灶累及阴道穹隆(F,箭)。

影像诊断 ▸ 宫颈癌,累及阴道穹隆。

鉴别诊断 ▸ **子宫内膜癌** 好发于子宫体部,T1WI 上肿瘤信号稍低于内膜或与肌层信号一致,T2WI 上呈内膜局限性或弥漫性增厚,呈稍高信号,DWI 上呈明显高信号,病变呈轻度强化,低于肌层。

▸ **子宫肉瘤** MRI 表现无特异性,体积一般较大,肿瘤常出血、囊变,导致肿瘤信号混杂,DWI 上呈高信号,增强后不均匀强化。

▸ **子宫肌瘤** 子宫增大,较大者常突出子宫轮廓之外,在 T1WI 上信号与邻近子宫肌信号相仿,T2WI 上呈极低信号,DWI 上呈等低信号;变性的肌瘤信号不均,增强后强化较明显。

病理结果 ▸ 宫颈鳞状上皮癌。

5.15

左侧卵巢囊肿

性别	年龄	简要病史	检查方法
女	45 岁	体检	盆腔 MRI(平扫＋增强)

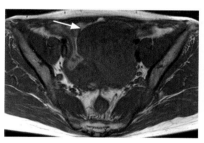

A
横断面 T1WI

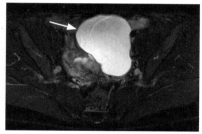

B
横断面 T2WI 脂肪抑制

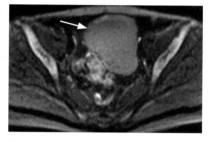

C
横断面 DWI(b＝1 000 s/mm²)

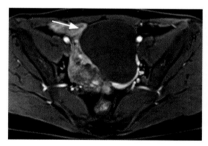

D
横断面增强 T1WI

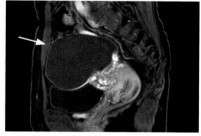

E
矢状面增强 T1WI

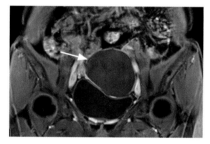

F
冠状面增强 T1WI

图 5－15　左侧卵巢囊肿

> **影像特点**
>
> ▶ **MRI 平扫**　左侧附件区卵圆形囊性灶,大小约 8.8 cm×7.2 cm,边界清晰,边缘光整,T1WI 上呈低信号(A,白箭),T2WI 脂肪抑制上呈高信号(B,白箭),DWI 上呈低信号(C,白箭)。
>
> ▶ **MRI 增强**　病灶无明显强化(D~F,白箭),子宫及膀胱受压改变。

影像诊断 ▶ 左侧卵巢囊肿。

鉴别诊断 ▶ **卵巢内膜异位囊肿** 囊肿可以单房，也可以多房，特征表现为 T1WI 上呈高信号，脂肪抑制或不脂肪抑制 T2WI 上均为低信号，增强后无强化。

▶ **卵巢浆液性囊腺瘤** 多呈类圆形，直径多小于 10 cm；可以单房、双房及多房，囊性部分 T1WI 上呈低信号，T2WI 上呈高信号，DWI 上呈低信号，囊壁薄而均匀，少数有小乳头状突起，增强后囊壁及分隔轻度强化。

病理结果 ▶ 左侧卵巢囊肿。

5. 16 左侧卵巢浆液性囊腺瘤

性别	年龄	简要病史	检查方法
女	40 岁	发现盆腔肿物进行性增大 3 年	盆腔 MRI(平扫 + 增强)

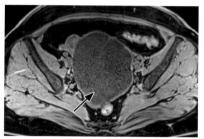

A
横断面 T1WI 脂肪抑制

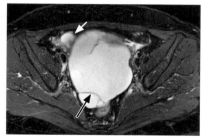

B
横断面 T2WI 脂肪抑制

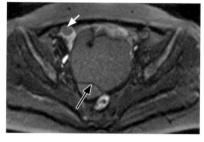

C
横断面 DWI(b = 1 000 s/mm²)

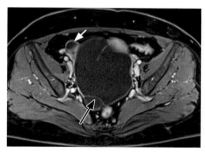

D
横断面增强 T1WI

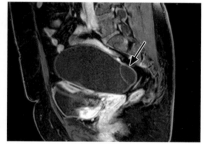

E
矢状面增强 T1WI

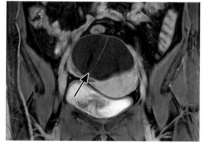

F
冠状面增强 T1WI

图 5-16　左侧卵巢浆液性囊腺瘤

影像特点

▶ **MRI 平扫**　盆腔内见巨大囊性为主肿块,大小约 12. 3 cm × 10. 5 cm × 6. 2 cm。边界较清晰,T1WI 脂肪抑制上呈低信号,T2WI 脂肪抑制上呈明显高信号,DWI 上呈低信号,呈多房囊性改变,各序列分隔均为低信号(A~C,黑箭)。右侧附件区见生理性卵泡(B~D,白箭)。

▶ 增强后囊壁及分隔有强化(D~F,黑箭),囊性部分未见强化。子宫受压改变。盆腔未见明显肿大淋巴结。

| 影像诊断 | ▶ 左侧卵巢浆液性囊腺瘤。 |

| 鉴别诊断 | ▶ **卵巢囊肿** 多表现为类圆形囊性占位,囊壁薄,囊内多无分隔,增强后无强化。 |
| | ▶ **卵巢囊腺癌** 多呈多房囊实性肿块,囊性部分信号多不均匀,实性部分在 DWI 上呈高信号,增强后明显强化,可伴有盆腔淋巴结肿大、盆腔积液等。 |

| 病理结果 | ▶ 左侧卵巢浆液性囊腺瘤。 |

5. 17　　　　　　　　　　　　　左侧卵巢黏液性囊腺瘤

性别	年龄	简要病史	检查方法
女	58 岁	超声发现盆腔占位 1 周	盆腔 MRI(平扫 + 增强)

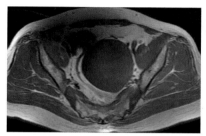

A
横断面 T1WI

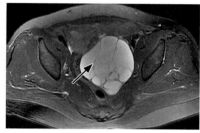

B
横断面 T2WI 脂肪抑制

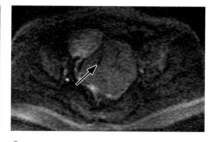

C
横断面 DWI(b = 1 000 s/mm²)

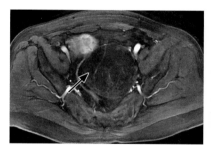

D
横断面增强 T1WI

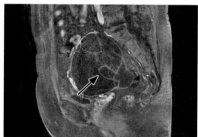

E
矢状面增强 T1WI

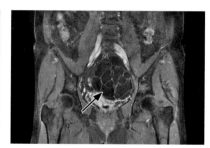

F
冠状面增强 T1WI

图 5 - 17　左侧卵巢黏液性囊腺瘤

> **影像特点**

> ▶ **MRI 平扫**　盆腔左侧见囊性为主肿块,边界较清晰,大小约 9. 3 cm ×
> 10. 3 cm × 9. 9 cm,T1WI 上呈等低信号,T2WI 上呈明显高信号,DWI 上
> 呈低信号,内见多发分隔,各序列分隔均为低信号(B、C,黑箭)。子宫
> 受压向右前方移位。

> ▶ **MRI 增强**　增强后囊壁及分隔有强化(D~F,黑箭),囊性部分未见强
> 化。盆腔内未见明显增大淋巴结。

影像诊断 ▶ 左侧卵巢黏液性囊腺瘤。

鉴别诊断 ▶ **卵巢囊肿** 多表现为类圆形囊性占位，囊壁薄，囊内多无分隔，增强后无强化。

▶ **卵巢囊腺癌** 多呈多房囊实性肿块，囊性部分信号多不均匀，实性部分在 DWI 上呈高信号，增强后明显强化，可伴有盆腔淋巴结肿大、盆腔积液等。

病理结果 ▶ 左侧卵巢黏液性囊腺瘤。

双侧卵巢成熟性畸胎瘤

性别	年龄	简要病史	检查方法
女	21 岁	下腹痛 1 天	盆腔 CT 平扫,盆腔 MRI 平扫

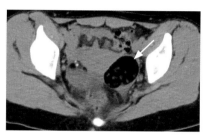

A
横断面 CT 平扫(左侧)

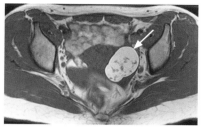

B
横断面 T1WI(左侧)

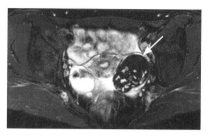

C
横断面 T2WI 脂肪抑制(左侧)

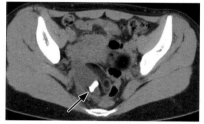

D
横断面 CT 平扫(右侧)

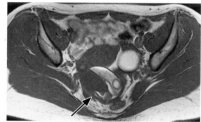

E
横断面 T1WI(右侧)

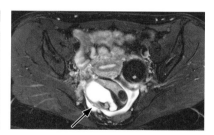

F
横断面 T2WI 脂肪抑制(右侧)

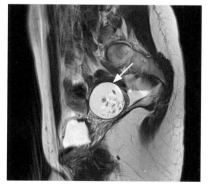

G
矢状面 T2WI(左侧)

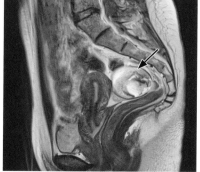

H
矢状面 T2WI(右侧)

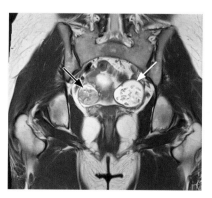

I
冠状面 T2WI

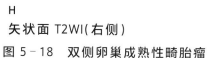

图 5 - 18　双侧卵巢成熟性畸胎瘤

影像特点

▶ **CT 平扫** 双侧附件区两枚含脂肪及钙化的混杂密度肿块,左侧大小约 5.3 cm×3.6 cm(A,白箭),右侧大小约 7.5 cm×4.5 cm(D,黑箭)。

▶ **MRI 平扫** 盆腔内见两枚椭圆形异常信号肿块,信号混杂,内部部分信号呈 T1WI 高信号、T2WI 高信号、T2WI 脂肪抑制低信号。左侧大小约 5.3 cm×3.8 cm(B、C、G、I,白箭),右侧大小约 7.8 cm×4.3 cm(E、F、H、I,黑箭)。

影像诊断

▶ 双侧卵巢成熟性畸胎瘤。

鉴别诊断

▶ **卵巢内膜囊肿** 病灶因出血 T1WI 上呈高信号,T2WI 及 T2WI 脂肪抑制上均呈低信号,增强后囊壁无明显强化。

▶ **卵巢囊腺瘤** 常表现为单房或多房囊性占位,分为浆液性囊腺瘤、黏液性囊腺瘤。浆液性囊腺瘤 MRI 上多呈水样信号,信号均匀;黏液性囊腺瘤 MRI 上囊液信号混杂,增强后囊壁及分隔强化。

▶ **卵巢囊腺癌** 常表现为多房囊实性肿块,分为浆液性囊腺癌、黏液性囊腺癌,囊壁厚薄不一,多有壁结节,囊壁及壁结节在 DWI 上呈高信号,增强后明显强化,可伴有盆腔淋巴结肿大、盆腔积液等。

病理结果

▶ 左、右侧卵巢成熟性囊性畸胎瘤,伴神经胶质成分。

右侧卵巢浆液性囊腺癌

性别	年龄	简要病史	检查方法
女	51 岁	发现盆腔肿块 2 天	盆腔 MRI（平扫＋增强）

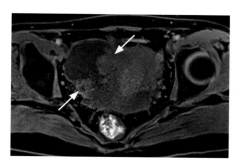

A

横断面 T1WI 脂肪抑制

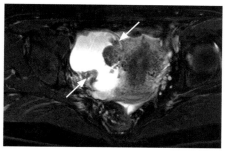

B

横断面 T2WI 脂肪抑制

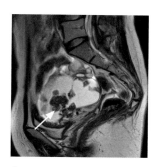

C

矢状面 T2WI

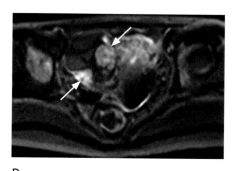

D

横断面 DWI（ b ＝ 1 000 s/mm² ）

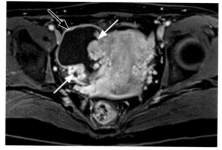

E

横断面增强 T1WI

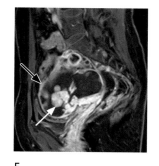

F

矢状面增强 T1WI

图 5 - 19　右侧卵巢浆液性囊腺癌

影像特点

> **MRI 平扫**　盆腔内右侧附件区见较大不规则囊实性肿块，边缘欠清晰，大小约 6. 9 cm × 9. 0 cm × 7. 0 cm，病灶内部见多发大小不等壁结节，壁结节 T1WI 脂肪抑制上呈等低信号（A，白箭），T2WI 脂肪抑制及矢状面 T2WI 上呈稍高信号（B、C，白箭），DWI 上呈高信号（D，白箭）。盆腔少量积液。

▶ **MRI 增强**　壁结节呈明显不均匀强化（E、F，白箭），周围囊壁呈明显强化（E、F，黑箭），病灶与子宫右侧壁分界不清。

影像诊断
▶ 右侧卵巢浆液性囊腺癌。

鉴别诊断
▶ **卵巢囊肿**　多表现为边界光滑囊性结节，囊壁薄，囊内多无分隔，增强后无强化。
▶ **卵巢囊腺瘤**　多表现为囊性为主的肿块，边界清晰，内可见纤细分隔及微小赘生物，在 DWI 上呈等-稍高信号，增强后中度强化；囊性成分信号多均匀、无强化。

病理结果
▶ 右侧卵巢高级别浆液性囊腺癌。

右侧卵巢黏液性囊腺癌

性别	年龄	简要病史	检查方法
女	62 岁	间断右下腹痛 5 个月余,发现盆腔肿块 1 天	盆腔 MRI(平扫 + 增强)

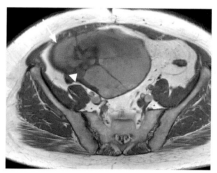

A

横断面 T1WI

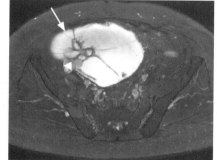

B

横断面 T2WI 脂肪抑制

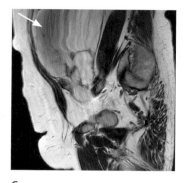

C

矢状面 T2WI

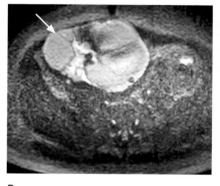

D

横断面 DWI(b = 1 000 s/mm^2)

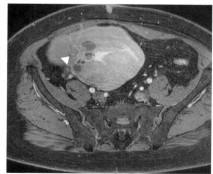

E

横断面增强 T1WI

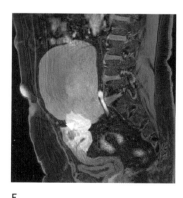

F

矢状面增强 T1WI

图 5 - 20　右侧卵巢黏液性囊腺癌

影像特点 ▶ **MRI 平扫** 盆腔偏右侧见巨大不规则囊实性肿块，大小约 15.3 cm × 10 cm × 14.4 cm，边界较清晰。T1WI 上呈稍高信号（A，白箭），T2WI 上呈高信号为主混杂信号（B、C，白箭），DWI 上呈稍高信号（D，白箭）。肿块内见多发分隔及壁结节，壁结节 T1WI 上呈等信号（A，箭头），T2WI 脂肪抑制上呈稍高信号（B，箭头），DWI 上呈高信号（D，箭头）。肿块向上延伸至腹腔。

▶ **MRI 增强** 增强后分隔及壁结节呈明显强化（E、F，箭头），囊性部分未见强化。

影像诊断 ▶ 右侧卵巢黏液性囊腺癌。

鉴别诊断 ▶ **卵巢囊肿** 多表现为边界光滑囊性结节，囊壁薄，囊内多无分隔，增强后无强化。

▶ **卵巢囊腺瘤** 多表现为囊性为主的肿块，边界清晰，囊内可见纤细分隔及微小赘生物，在 DWI 上呈等-稍高信号，增强后中度强化，囊内信号多均匀、无强化。

病理结果 ▶ 右侧卵巢高级别黏液性囊腺癌。

双侧卵巢转移瘤

性别	年龄	简要病史	检查方法
女	71 岁	腹胀 1 个月余	盆腔 MRI(平扫 + 增强)

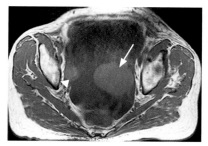

A
横断面 T1WI

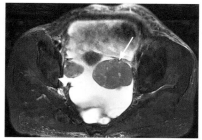

B
横断面 T2WI 脂肪抑制

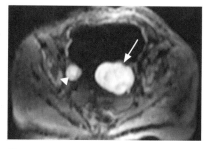

C
横断面 DWI(b = 1 000 s/mm²)

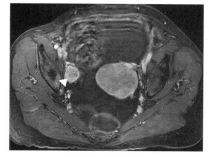

D
横断面增强 T1WI

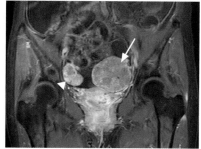

E
冠状面增强 T1WI

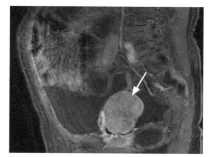

F
矢状面增强 T1WI

图 5–21　双侧卵巢转移瘤

影像特点

▶ 双侧附件区见卵圆形实性肿块，左侧较大，大小约 5.9 cm × 5.5 cm（A～F，白箭），右侧大小约 3.5 cm × 2.4 cm（A～E，箭头），边界较清晰，T1WI 上呈低信号，T2WI 脂肪抑制上呈稍低信号、内部夹杂少许点状高信号，DWI 上呈高信号，增强明显不均匀强化。

▶ 盆腔见较多液体信号，盆壁软组织内见斑片状 T2WI 高信号。

影像诊断 ▶ 双侧卵巢转移瘤（Krukenberg 瘤）。
▶ 盆腔积液，盆壁软组织水肿。

鉴别诊断 ▶ **原发卵巢癌**　如浆液性腺癌，通常伴 CA125 明显升高，多表现为囊实性肿块，T1WI 上呈等信号，T2WI 上呈略高信号，实性部分在 DWI 上呈高信号，增强后明显不均匀强化，可伴有盆腔积液及淋巴结肿大。
▶ **双侧卵巢囊腺瘤**　一般为 T1WI 低信号、T2WI 高信号，DWI 上呈低信号，分隔及囊壁强化。无盆腔大量积液及盆腔增大淋巴结。

病理结果 ▶ 双侧附件腺癌，结合病史及酶联免疫吸附试验（ELESA）结果，首先考虑转移性（消化道来源）。
▶ 胃体活检腺癌。

6 肌骨系统疾病

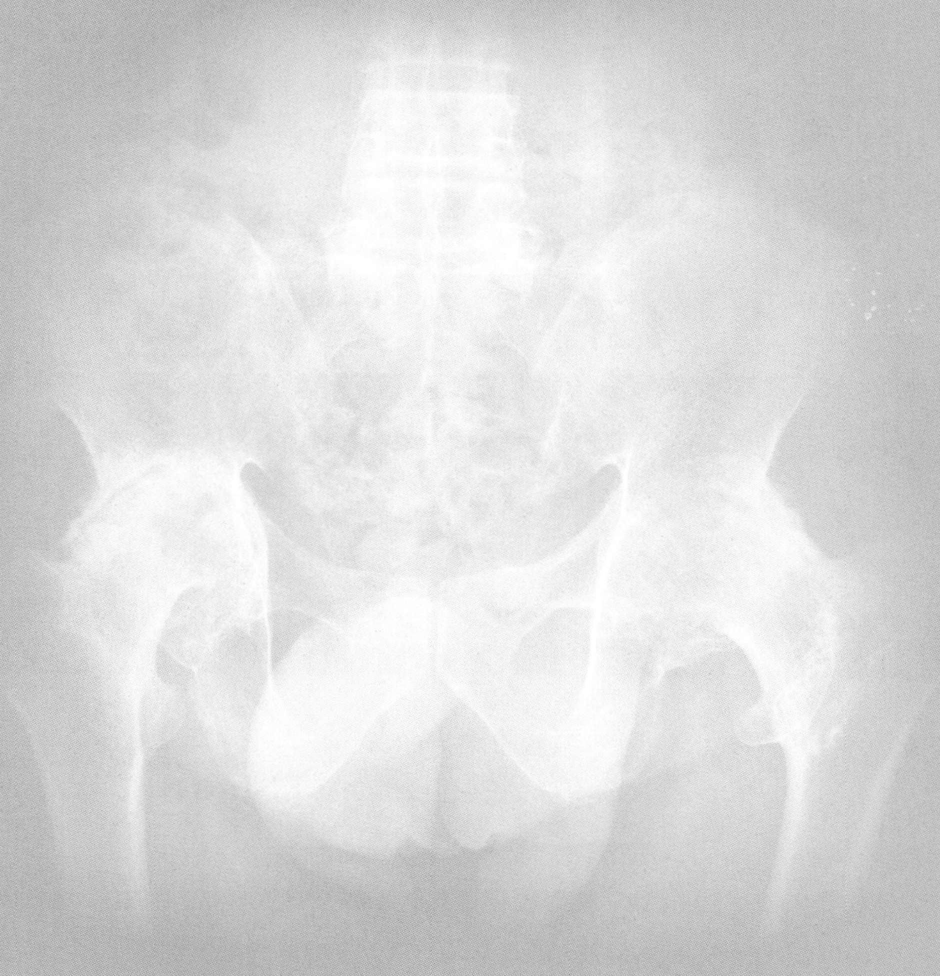

左侧桡骨远端骺离骨折（Ⅳ型）

性别	年龄	简要病史	检查方法
男	15 岁	左侧腕关节外伤半天，活动受限	左侧腕关节 X 线摄影，左侧腕关节 CT(平扫＋三维重组)

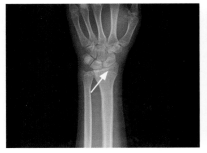

A
左侧腕关节 X 线片 (正位)

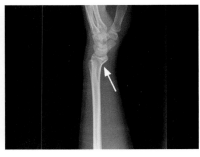

B
左侧腕关节 X 线片 (侧位)

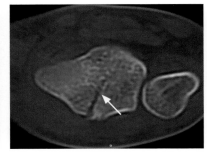

C
横断面 CT (骨窗)

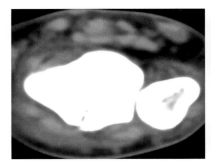

D
横断面 CT 平扫

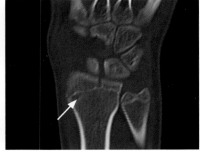

E
冠状面 CT MPR

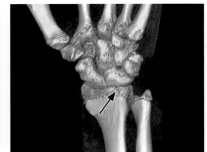

F
VR

图 6‐1 左侧桡骨远端骺离骨折(Ⅳ型)

> **影像特点**
> ▶ **X 线** 左侧桡骨远端骨骺骨皮质欠光整(A,白箭),干骺端掌侧成角(B,白箭)。
>
> ▶ **CT** 左侧桡骨远端骨骺内见线样透亮影(C,白箭;F,黑箭),累及关节面;偏外侧缘骺板增宽、稍分离(E,白箭)。

鉴别诊断 ▶ **桡骨远端 Colles 骨折**　发生于成人,桡骨远端骺板闭合后。表现为桡骨远端距关节面 3 cm 以内的横行骨折。

▶ **桡骨病理性骨折**　骨原发性或转移性肿瘤是病理性骨折最常见的原因,可见骨质破坏影、骨密度减低区。

右侧肘关节脱位

性别	年龄	简要病史	检查方法
女	25岁	外伤后右肘肿痛2小时	右侧肘关节X线摄影

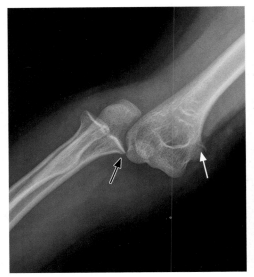

A
右侧肘关节X线片（正位）

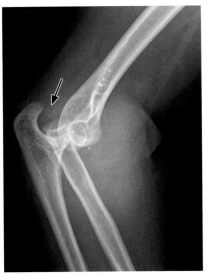

B
右侧肘关节X线片（侧位）

图6-2　右侧肘关节脱位，右侧肱骨内侧髁骨折

影像特点 ▶ **X线片**　右侧肘关节脱位，尺骨、桡骨向外、上、后方错位，肱尺、肱桡相对的关节面彼此不接触（A，黑箭）。肱骨内侧髁上缘见透亮线影（A，白箭），侧位片示关节间隙内片状骨性密度影（B，黑箭），关节周围软组织肿胀。

影像诊断 ▶ 右侧肘关节脱位，右侧肱骨内侧髁骨折。

鉴别诊断 ▶ **病理性关节脱位**　多为半脱位，关节相对的关节面尚有部分接触；累及关节首先有原发病变。

腰 5-骶 1 椎间盘突出

性别	年龄	简要病史	检查方法
女	86 岁	右腿疼痛 2 天	腰椎间盘 CT 平扫

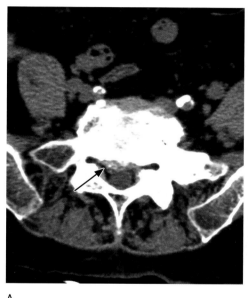

A

横断面 CT(软组织窗)

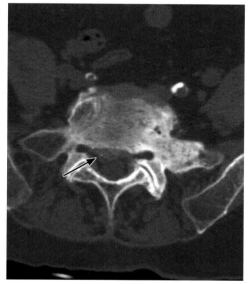

B

横断面 CT(骨窗)

图 6-3 腰 5-骶 1 椎间盘向右后侧突出,腰椎退行性变

影像特点

▶ CT 示腰 5-骶 1 椎间盘向右后侧突出(A、B,黑箭),硬膜囊受压,椎管稍狭窄,椎旁未见明显软组织肿块。椎体边缘及椎间小关节骨质增生硬化。

影像诊断

▶ 腰 5-骶 1 椎间盘向右后侧突出。
▶ 腰椎退行性变。

▶ **椎间盘膨出** 椎间盘均匀膨出于椎体周边。

▶ **硬膜外肿瘤** 椎管内肿瘤病灶与椎间盘密度不同,增强扫描多有强化,且有的伴有椎体骨质破坏、椎间孔受压扩大及脊髓受压移位。

▶ **神经根鞘囊肿** CT平扫神经根鞘囊肿常呈低密度,低于突出之椎间盘,当神经根鞘囊肿呈与硬膜囊等密度时,不易与椎间盘突出区别;但神经根鞘囊肿T1WI上呈低信号、T2WI上高信号,易鉴别。

腰 4 -腰 5 椎间盘膨出

性别	年龄	简要病史	检查方法
男	76 岁	左下肢疼痛 1 周	腰椎间盘 CT 平扫

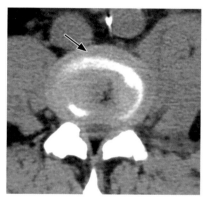

A
横断面 CT 平扫(1)

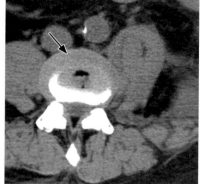

B
横断面 CT 平扫(2)

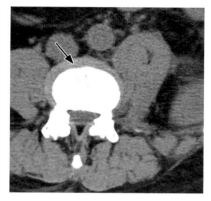

C
横断面 CT 平扫(3)

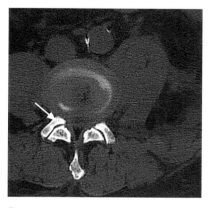

D
横断面 CT 平扫(4)

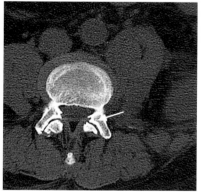

E
横断面 CT 平扫(5)

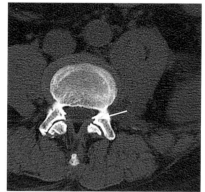

F
横断面 CT 平扫(6)

图 6 - 4　腰椎退行性变,腰 4 -腰 5 椎间盘膨出

影像特点 ▶ 腰椎 CT 示腰 4 –腰 5 椎间盘均匀膨出于椎体周围（A～C,黑箭）,硬膜囊受压,椎管稍狭窄,椎旁未见明显软组织肿块。椎体边缘及椎间小关节骨质增生（D～F,白箭）。

影像诊断 ▶ 腰椎退行性变,腰 4—腰 5 椎间盘膨出。

鉴别诊断 ▶ **椎间盘突出** 椎间盘局限性突出于椎体边缘。

▶ **硬膜外肿瘤** 椎管内肿瘤病灶与椎间盘密度不同,增强扫描多有强化,且有些伴有椎体骨质破坏、椎间孔受压扩大及脊髓受压移位。

▶ **神经根鞘囊肿** CT 平扫神经根鞘囊肿常呈低密度,低于突出之椎间盘。当神经根鞘囊肿呈与硬膜囊等密度时,不易与椎间盘突出区别;但 T1WI 上呈低信号、T2WI 上高信号,易鉴别。

右侧踝关节化脓性关节炎

性别	年龄	简要病史	检查方法
男	5 岁	持续低热， 右侧踝关节肿痛伴活动受限	右侧踝关节 X 线摄影， 右侧踝关节 MRI（平扫＋增强）

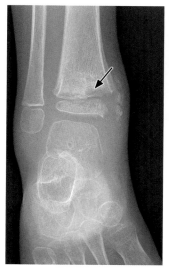

A
右侧踝关节 X 线片（正位）

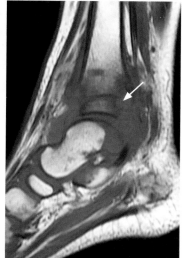

B
矢状面 T1WI

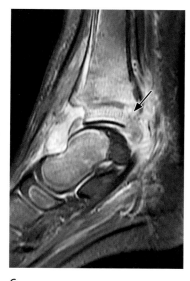

C
矢状面 T2WI 脂肪抑制

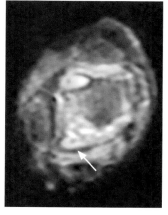

D
DWI（b = 1 000 s/mm²）

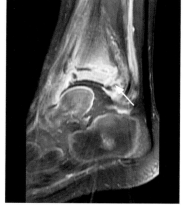

E
矢状面增强 T1WI

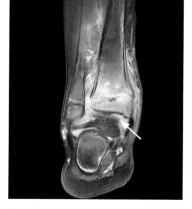

F
冠状面增强 T1WI

图 6‑5　右侧踝关节化脓性关节炎

影像特点

▷ **X 线**　右侧胫骨远端骨骺及干骺端虫蚀状骨质破坏（A，黑箭），伴内踝软组织斑片状高密度影，关节周围软组织肿胀，层次模糊。

▷ **MRI**　右侧胫骨远端骨骺及干骺端、距骨见斑片状 T1WI 低信号（B，白箭）、T2WI 脂肪抑制高信号（C，黑箭）、DWI 高信号影（D，白箭），右侧踝关节腔积液，滑膜增厚，周围软组织弥漫性水肿，增强后右侧踝关节滑膜及周围软组织明显片状、环形强化（E、F，白箭）。

影像诊断

▷ 右侧踝关节化脓性关节炎。

鉴别诊断

▷ **关节结核**　病程长，无急性症状及体征，关节边缘侵蚀破坏和骨质疏松为其特征，晚期可出现纤维性强直，很少出现骨性强直。

▷ **类风湿性关节炎**　骨破坏亦从关节边缘开始，骨质疏松明显，与结核相似，但类风湿对称性侵及多个关节，关节间隙变窄出现较早，且均匀性狭窄，然后再侵及骨性关节面。

病理结果

▷ "踝关节病灶"表面为炎性坏死渗出物，伴急慢性炎、小脓肿形成。

6. 6　右侧股骨急性化脓性骨髓炎

性别	年龄	简要病史	检查方法
男	5 岁	右侧大腿不适 2 周余	右侧股骨 X 线摄影, 右侧股骨 CT 平扫, 右侧股骨 MRI (平扫 + 增强)

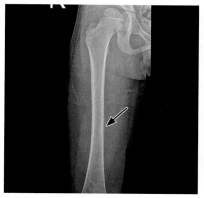

A
右侧股骨 X 线片 (正位)

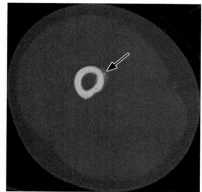

B
横断面 CT

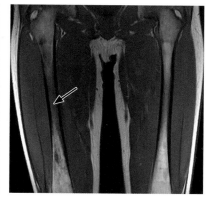

C
冠状面 T1WI

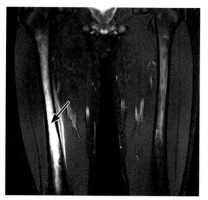

D
冠状面 T2WI 脂肪抑制

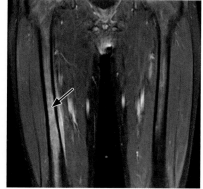

E
冠状面增强 T1WI

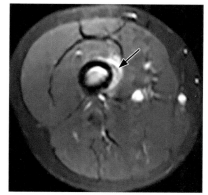

F
横断面增强 T1WI

图 6-6　右侧股骨急性化脓性骨髓炎

▶ **X线** 右侧股骨中段偏内侧缘见线样单层骨膜反应（A，黑箭）。

▶ **CT** 右侧股骨中段偏内侧缘层样骨膜反应（B，黑箭）。

▶ **MRI** 右侧股骨髓腔内弥漫性分布异常信号，T1WI上呈低信号（C，黑箭），T2WI脂肪抑制上呈高信号（D，黑箭），增强后明显强化（E，黑箭）；内侧缘见条带样骨膜反应，明显强化（F，黑箭）。

影像诊断

▶ 右侧股骨急性化脓性骨髓炎。

鉴别诊断

▶ **尤因肉瘤** 好发于长管状骨的骨干，也可发生于干骺端或骨骺，以胫骨、股骨、肱骨最多见，广泛的溶骨性破坏，呈虫蚀状、鼠咬状，并可见软组织肿块影。

▶ **骨肉瘤** 一般位于干骺端，骨肉瘤的针状瘤骨粗、长、不规则，骨质破坏区与软组织肿块内常见肿瘤骨形成。

▶ **骨结核** 病灶好发于干骺端或骨骺近边缘的溶骨性骨质破坏，无硬化环，破坏常跨越骨骺线，可见砂砾状死骨，常伴有骨质疏松。

右侧跟骨慢性化脓性骨髓炎

性别	年龄	简要病史	检查方法
男	17 岁	右足肿胀、疼痛 1 年余	右侧跟骨 CT 平扫

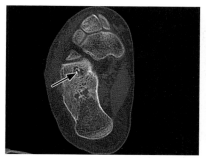

A
横断面 CT（骨窗 1）

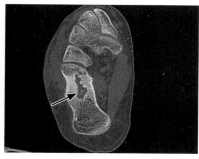

B
横断面 CT（骨窗 2）

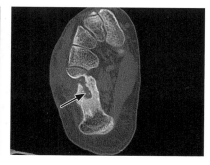

C
横断面 CT（骨窗 3）

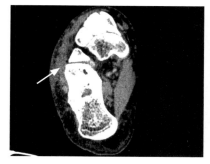

D
横断面 CT（软组织窗 1）

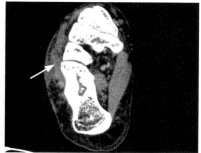

E
横断面 CT（软组织窗 2）

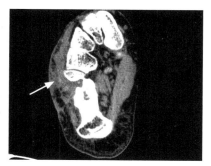

F
横断面 CT（软组织窗 3）

图 6-7 右侧跟骨慢性化脓性骨髓炎

影像特点

▶ **CT** 右侧跟骨前下部骨质不均匀破坏（A，黑箭），见多发斑片状低密度，周围见硬化边，局部见小点状及条状高密度影（B、C，黑箭），未见骨膜反应，跟骨外侧软组织影增厚、密度增高，皮下脂肪间隙模糊（D～F，白箭）。

　▶　右侧跟骨慢性化脓性骨髓炎。

鉴别诊断　▶　**骨结核**　病灶好发于干骺端或骨骺部边缘的溶骨性骨质破坏,无硬化环,破坏常跨越骨骺线,可见砂砾状死骨,常伴有骨质疏松。

▶　**骨样骨瘤**　特征性表现是小于 2 cm 的低密度瘤巢,有时瘤巢中心可见小点状钙化;瘤巢周围见致密骨质增生影,常位于骨的边缘或皮质部分,使皮质呈长条形增厚。

病理结果　▶　慢性化脓性骨髓炎。

右侧肘关节结核

性别	年龄	简要病史	检查方法
男	2 岁	右侧肘部外伤后肿痛伴活动受限 2 周	右侧肘关节 X 线摄影, 右侧肘关节 CT 平扫, 右侧肘关节 MRI (平扫 + 增强)

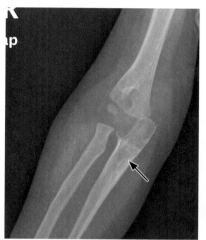

A

右侧肘关节 X 线片 (正位)

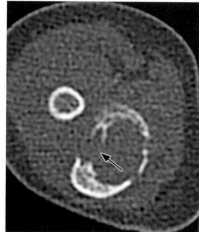

B

横断面 CT (1)

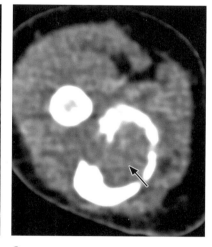

C

横断面 CT (2)

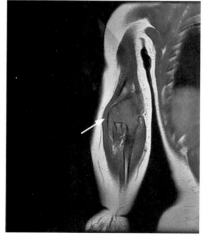

D

冠状面 T1WI

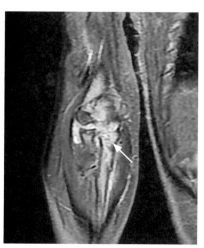

E

冠状面脂肪抑制

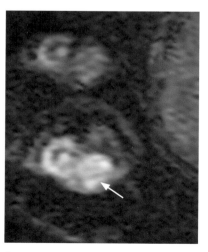

F

横断面 DWI (b= 1 000 s/mm²)

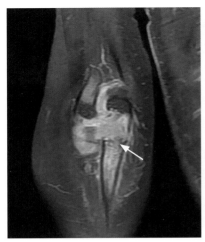
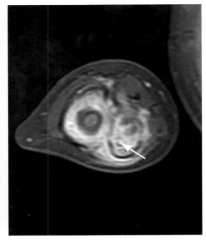

G
冠状面增强 T1WI

H
横断面增强 T1WI

图 6-8　右侧肘关节结核

| 影像特点 | ▶ | **X线**　右侧肱骨下端、尺骨鹰嘴及尺骨上段局部骨质密度下降,呈多发散在斑片状透亮影(A,黑箭),周围未见硬化边,尺骨冠突处局部骨皮质毛糙,似骨质破坏改变;右侧肱尺关节脱位;关节周围软组织肿胀。 |

▶ **CT**　右侧肱骨远端及尺骨近端溶骨性骨质破坏(B,黑箭),内见软组织密度(C,黑箭),CT值为 50.9 HU,周围软组织肿胀。

▶ **MRI**　右侧肘关节明显肿胀,尺骨近端骨质破坏、皮质不连,周围见软组织肿块,T1WI 上呈低信号(D,白箭),T2WI 脂肪抑制上呈高信号(E,白箭),DWI 上呈高信号(F,白箭),增强后明显不均匀斑片状强化(G、H,白箭),右侧腋下及肘部多发肿大淋巴结。

影像诊断　▶　右侧肘关节结核。

鉴别诊断　▶　**化脓性关节炎**　患者常急性起病,伴高热、局部关节的红肿热痛等,在关节面侵蚀破坏的同时累及骨髓腔且范围较大,脓肿壁较厚且不规则。

▶ **类风湿性关节炎**　骨破坏亦从关节边缘开始,骨质疏松明显,与结核相似,但类风湿性对称性侵及多个关节,关节间隙变窄出现较早,但均匀性狭窄,然后再侵及骨性关节面。

病理诊断　▶　右侧肘关节结核。

胸椎结核

性别	年龄	简要病史	检查方法
男	57 岁	腰背痛 2 个月余，加重 1 个月	胸椎 CT(平扫 ＋ MPR)，胸椎 MRI(平扫 ＋ 增强)

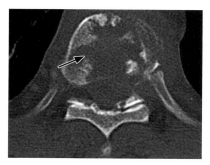

A
横断面 CT 平扫 (1)

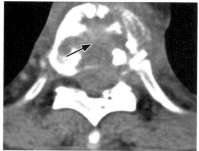

B
横断面 CT 平扫 (2)

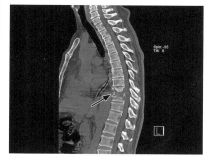

C
矢状面 CT MPR

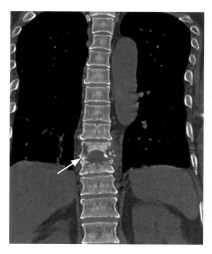

D
冠状面 CT MPR

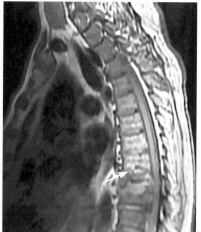

E
矢状面 T1WI

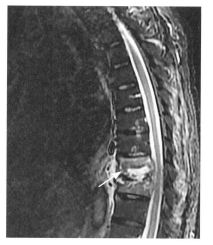

F
矢状面 T2WI 脂肪抑制

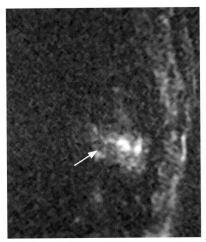
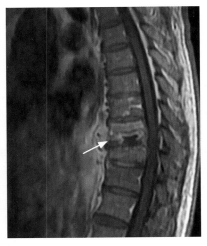
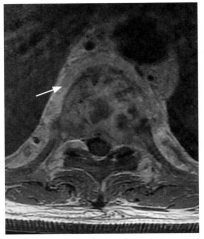

G
DWI(b = 1 000 s/mm²)

H
矢状面增强 T1WI

I
横断面增强 T1WI

图 6-9　胸 9、胸 10 椎体结核

影像特点

▶ **CT**　胸 9、胸 10 椎体地图样骨质破坏(A,黑箭)、无硬化边,内为软组织充填(B,黑箭),周围见软组织肿块,椎间隙变窄(C,黑箭;D,白箭)。
▶ **MRI**　胸段脊柱生理曲线欠自然,胸 9、胸 10 椎体压缩变扁,信号异常,T1WI 上呈低信号(E,白箭),T2WI 脂肪抑制序列上呈高信号(F,白箭),DWI 上呈高信号(G,白箭),增强后不均匀强化(H,白箭);椎间隙变窄;周围伴斑片状软组织影,明显强化(I,白箭)。

影像诊断

▶ 胸 9、胸 10 椎体结核。

鉴别诊断

▶ **化脓性脊柱炎**　多单节或双节发病,破坏进展快,骨质增生硬化明显,骨赘或骨桥形成。
▶ **脊柱转移瘤**　椎弓根破坏是其特征,且多为椎体广泛破坏后累及,很少累及椎间盘和沿前纵韧带下蔓延,且不会形成椎旁冷脓肿。
▶ **椎体压缩骨折**　患者有明确外伤史,多累及一个椎体,无侵蚀性骨破坏及椎间隙变窄。

病理结果

▶ 胸椎结核。

左侧顶骨骨瘤

性别	年龄	简要病史	检查方法
女	63 岁	头痛、神经痛	头颅 CT(平扫 + VR)

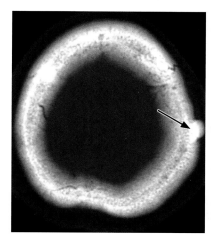

A
横断面 CT 平扫(1)

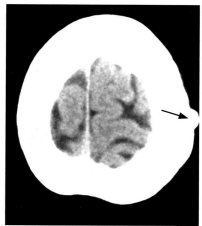

B
横断面 CT 平扫(2)

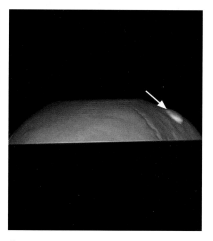

C
VR

图 6–10 左侧顶骨骨瘤

影像特点
> **CT** 左侧顶骨骨皮质表面骨性突起(A、B,黑箭;C,白箭),不与母体骨的髓腔相通,边界清晰,密度均匀。

影像诊断
> 左侧顶骨骨瘤。

鉴别诊断
> **骨软骨瘤** 发生于软骨化骨的任何骨,长骨干骺端为好发部位;骨性突出物周边为骨皮质,其内为骨小梁,两者与母体骨皮质及骨小梁相延续;肿瘤顶端可膨大,或呈菜花状,或呈丘状隆起。
> **脑膜瘤** 位于颅骨内板下脑膜,宽基底附着于颅骨内板,可越过颅缝,增强后明显强化,常见脑膜尾征。
> **颅骨内板增生症** 多见于停经后的女性,呈双侧波浪状骨质增生、范围广泛。

左侧肱骨骨软骨瘤

性别	年龄	简要病史	检查方法
女	11 岁	左侧手臂疼痛待查	左侧肱骨 X 线摄影,左侧肱骨 CT 扫描 + MPR

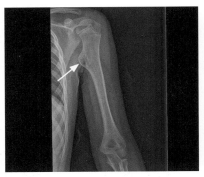

A
左侧肱骨 X 线片(正位)

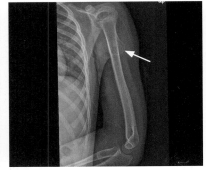

B
左侧肱骨 X 线片(侧位)

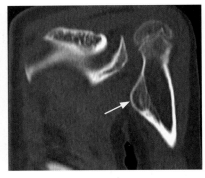

C
冠状面 CT MPR

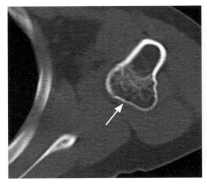

D
横断面 CT[骨窗(1)]

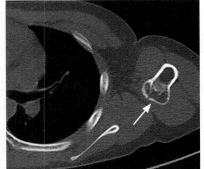

E
横断面 CT[骨窗(2)]

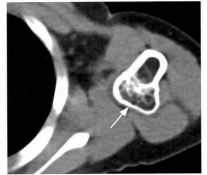

F
横断面 CT(软组织窗)

图 6-11 左侧肱骨上段偏内侧缘骨软骨瘤

影像特点	▶	**X线** 左侧肱骨上段内侧见宽基底骨性突起(A、B,箭),其骨皮质及骨松质与母体骨相延续,周围软组织未见异常。
	▶	**CT** 左侧肱骨上段内侧见宽基底骨性突起(C~F,箭),其骨皮质及骨松质与母体骨相延续,周围软组织未见异常。

影像诊断	▶	左侧肱骨上段内侧骨软骨瘤。

鉴别诊断	▶	**骨旁骨瘤** 肿瘤来自骨皮质表面,不与母体骨的髓腔相通。
	▶	**起自外生骨疣的骨软骨肉瘤** 需与恶变的骨软骨瘤相鉴别。骨软骨瘤软骨帽增厚,常超过 2 cm,周围出现伴有或无钙化的软组织肿块。

病理结果	▶	"左侧肱骨病变"符合骨软骨瘤。

右侧肱骨骨囊肿

性别	年龄	简要病史	检查方法
女	12岁	外伤后右侧上臂不适	右侧肩关节 X 线摄影，右侧肱骨 CT 平扫＋MPR，右侧肱骨 MRI 平扫

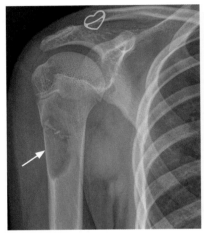

A
右侧肩关节 X 线片（正位）

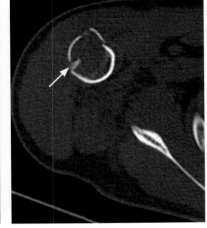

B
横断面 CT（骨窗）

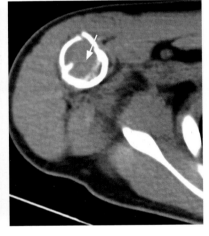

C
横断面 CT（软组织窗）

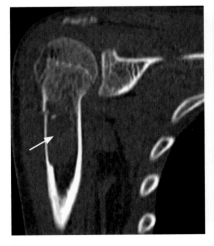

D
冠状面 CT MPR

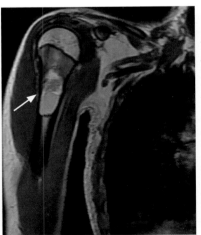

E
冠状面 T1WI

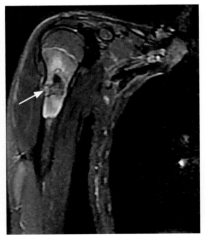

F
冠状面脂肪抑制

图 6-12　右侧肱骨上段骨囊肿

影像特点

▶ **X 线** 右侧肱骨上段髓腔内见偏心性、薄壁、椭圆形囊样灶（A，箭），内见小骨片，病灶外侧缘骨皮质不连续。

▶ **CT** 右侧肱骨上段外侧缘骨皮质变薄、不连续，髓腔内偏心性病灶（B‐D，箭），密度高于髓腔正常脂肪密度，边缘较清晰，范围约2.1 cm×4.6 cm，CT值63 HU，上缘接近骺板，周围无骨膜反应，周围软组织稍肿胀。

▶ **MRI** 右侧肱骨上段骨皮质变薄、不连续，髓腔内见椭圆形异常信号，T1WI上呈高信号（E，箭），信号欠均匀，脂肪抑制（F，箭）下部分呈高信号，上部分呈低信号，形成液‐液平，边缘较清晰，上下长约4.4 cm，上缘接近骺板，周围软组织内未见异常信号。

影像诊断

▶ 右侧肱骨上段骨囊肿伴出血及病理性骨折。

鉴别诊断

▶ **动脉瘤样骨囊肿** 好发于干骺端，偏心性膨胀性骨质破坏，皮质变薄，常有骨嵴、骨间隔，形成特征性的"吹气球"样外观，边缘可见硬化和骨膜反应，常可见多发液‐液平。

▶ **慢性骨脓肿**（Brodie脓肿） 大多局限于长骨干骺端骨松质，呈圆形或类圆形骨质破坏区，边缘较整齐，周围绕以薄层硬化区，破坏区中很少有死骨，一般无骨膜增生和软组织肿胀。

病理结果

▶ 骨囊肿。

左侧股骨骨样骨瘤

性别	年龄	简要病史	检查方法
男	2 岁	左侧大腿疼痛，尤以夜间和休息时加重	左侧股骨 CT 平扫 + MPR，双侧大腿 MRI(平扫 + 增强)

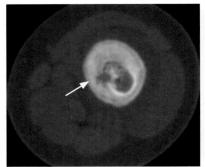

A
横断面 CT(骨窗)

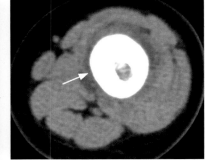

B
横断面 CT(软组织窗)

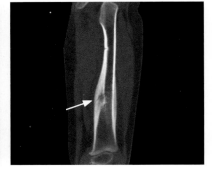

C
CT MIP MPR

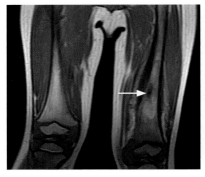

D
冠状面 T1WI

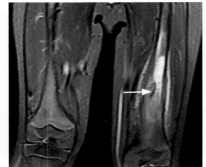

E
冠状面 T2WI 脂肪抑制

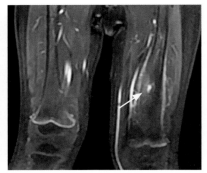

F
冠状面增强 T1WI

图 6‑13　左侧股骨中下段骨样骨瘤

影像特点

▶ **CT** 左侧股骨中下段偏内后缘骨皮质明显增厚,骨膜增生,局部见小囊样低密度(A、C,白箭),周围软组织内见环形低密度影(B,白箭)。

▶ **MRI** 左侧股骨中下段偏内后缘骨皮质增厚,局部见小类圆形 T1WI 低信号(D,白箭),T2WI 脂肪抑制稍高信号伴周围低信号环(E,白箭),增强可见点状明显强化(F,白箭),周围髓腔内见片状脂肪抑制高信号,周围见条状骨膜反应,周围软组织肿胀。

影像诊断

▶ 左侧股骨中下段骨样骨瘤。

鉴别诊断

▶ **应力性骨折** 多有较长期的劳损史,无瘤巢可见。

▶ **慢性骨脓肿** 可以在骨皮质形成低密度区,但患者大多有感染病史和局部炎症的表现,常反复发作。

▶ **硬化性骨髓炎** 主要表现为骨皮质广泛增生硬化,骨样骨瘤的增生硬化较局限;硬化性骨髓炎无瘤巢可见。

病理结果

▶ "左侧股骨病灶"符合骨样骨瘤,请结合临床及影像学改变。

6.14 右侧股骨软骨母细胞瘤

性别	年龄	简要病史	检查方法
男	11 岁	长时间行走后右髋疼痛伴间歇性跛行半年	骨盆 X 线摄影,骨盆 CT 平扫 + MPR,骨盆 MRI 平扫

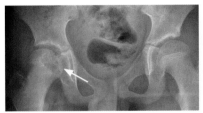

A
骨盆 X 线片(正位)

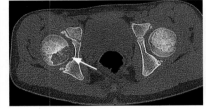

B
横断面 CT(骨窗)

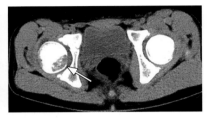

C
横断面 CT(软组织窗)

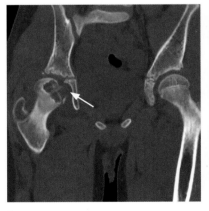

D
冠状面 CT MPR

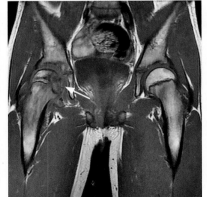

E
冠状面 T1WI

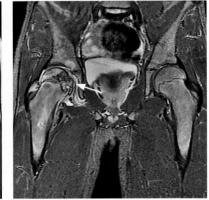

F
冠状面 T2WI 脂肪抑制

图 6‑14 右侧股骨软骨母细胞瘤

影像特点

▶ **X 线** 右侧股骨见片状稍低密度区,密度不均匀,似内稍高密度,病灶边界尚清,局部见薄层硬化边(A,箭)。

▶ **CT** 右侧股骨见片状低密度区,边缘锯齿状伴硬化边,跨越骺板、累及关节面,内部见斑片状致密影(B～D,箭)。

▶ **MRI** 右侧股骨内侧骨骺及股骨颈干骺端见异常信号,范围约 2.1 cm×1.5 cm,T1WI 上呈低信号(E,箭),T2WI 脂肪抑制上呈高信号,信号不均匀(F,箭),关节腔见液体信号。

影像诊断

▶ 右侧股骨软骨母细胞瘤。

鉴别诊断

▶ **骨巨细胞瘤** 多见于 20～40 岁的成年人,即骺板已闭合的长骨骨端,常为偏心性生长,呈多囊状或泡沫状,病灶内无钙化,病灶边缘无明显硬化边。

▶ **动脉瘤样骨囊肿** 病变多偏心性生长,膨胀程度较明显,一般均为囊性成分,很少有实性成分,钙化很少,常有液-液平。

▶ **骨囊肿** 好发于长骨干骺端,髓腔起源圆形或类圆形囊状低密度灶,边界清晰,可伴少许硬化边,病灶内无钙化,无骨膜反应,可合并病理性骨折。

病理结果

▶ "右侧股骨内病灶",肿瘤形态学及酶联免疫吸附试验结果,符合软骨母细胞瘤。

右侧股骨纤维性骨皮质缺损

性别	年龄	简要病史	检查方法
男	11 岁	无明确诱因下右膝疼痛，未见活动受限	右侧股骨 X 线摄影，右侧股骨 CT 平扫，右侧股骨 MRI（平扫＋增强）

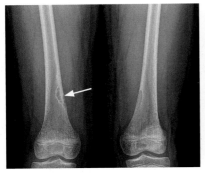

A
双侧股骨 X 线片（正位）

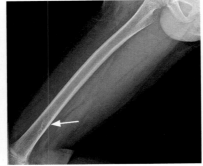

B
右侧股骨侧位

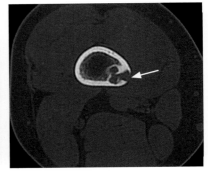

C
横断面 CT 平扫（1）

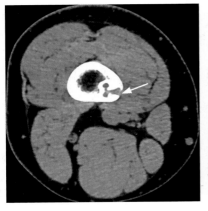

D
横断面 CT 平扫（2）

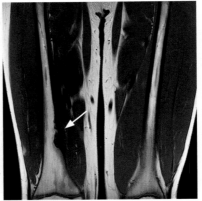

E
冠状面 T1WI

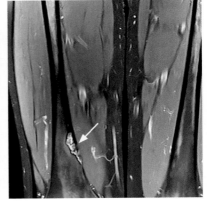

F
冠状面 PDWI 脂肪抑制

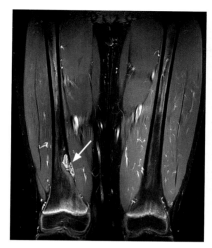

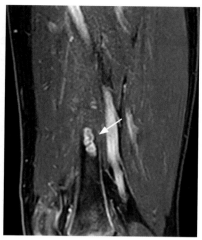

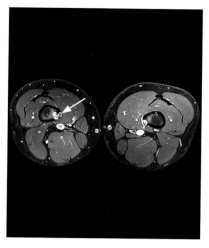

G
冠状面增强 T1WI

H
矢状面增强 T1WI

I
横断面增强 T1WI

图 6-15　右侧股骨远段偏内后缘纤维性骨皮质缺损

影像特点

▶ **X 线**　右侧股骨远段偏内后缘见低密度影,髓腔侧见硬化边(A、B,箭)。

▶ **CT**　右侧股骨远段内后缘见不规则骨质缺损区,内部密度不均匀,有分隔,边缘可见硬化边(C、D,箭),周围未见骨膜反应及软组织肿块。

▶ **MRI**　右侧股骨远段内后缘局部骨皮质缺损伴信号异常,T1WI 上呈低信号(E,箭)、PDWI 脂肪抑制高信号(F,箭),增强后明显强化,周边强化为主(G~I,箭)。

影像诊断

▶ 右侧股骨远段偏内后缘纤维性骨皮质缺损。

鉴别诊断

▶ **非骨化性纤维瘤**　与纤维性骨皮质缺损关系密切,两者有相同的好发部位和相似的组织学表现。有的学者认为两者是一种病的不同阶段,一般将小而无症状且仅局限于骨皮质的病变,称为纤维性骨皮质缺损,而把病灶大且有症状,病变膨胀并侵入髓腔者,称为非骨化性纤维瘤,多为单发。骨皮质缺损常为双侧对称性发生,一般于 13 岁前自行消失,如不消失则可能成为非骨化性纤维瘤,CT 和 MRI 检查对判断病变的范围大小、是否侵入髓腔有重要意义。

▶ **骨性纤维结构不良** 又称为长骨骨化性纤维瘤,多见于 10 岁以下儿童,好发于胫腓骨骨干前方的骨皮质,呈多腔融合性病变,有分隔,厚薄不均。

▶ **"右侧股骨病灶"活检** 纤维、组织细胞增生性病变/肿瘤,形态学符合干骺端纤维性骨皮质缺损。

右侧股骨非骨化性纤维瘤

性别	年龄	简要病史	检查方法
男	5 岁	无明显诱因下出现右侧下肢疼痛	右侧股骨 X 线摄影，右侧股骨 CT 平扫 + MPR，右侧股骨 MRI（平扫 + 增强）

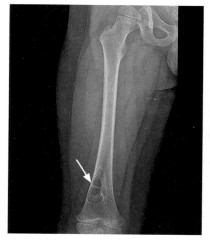

A
右侧股骨 X 线片（正位）

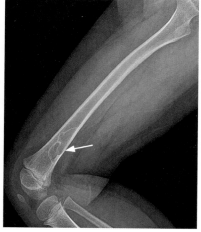

B
右侧股骨 X 线片（侧位）

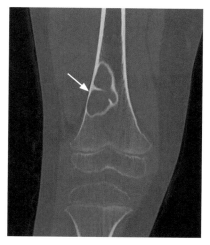

C
冠状面 CT MPR

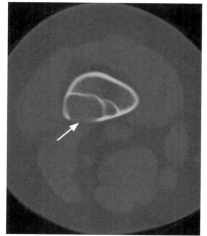

D
横断面 CT（骨窗）

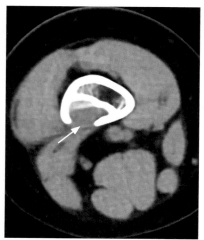

E
横断面 CT（软组织窗）

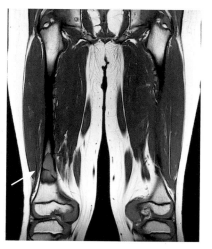

F
冠状面 T1WI

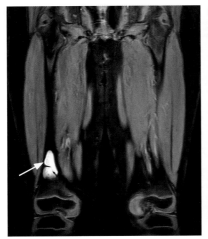

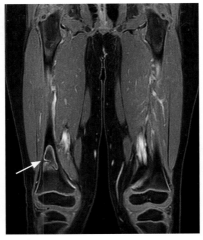

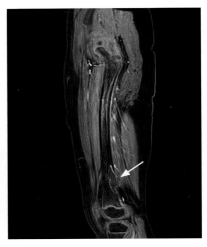

G
冠状面 PDWI 脂肪抑制

H
冠状面增强 T1WI

I
矢状面增强 T1WI

图 6-16 右侧股骨远段外后缘非骨化性纤维瘤

影像特点

▶ **X 线和 CT** 右侧股骨远段外后缘见骨质密度减低区,呈轻度膨胀性、偏心性生长,其外缘骨皮质变薄,边缘较清晰,内缘见窄硬化边,病灶长径与股骨长轴一致,透亮骨缺损区内见骨嵴残留(A~E,箭)。病变周围无骨膜反应及软组织肿块。

▶ **MRI** 右侧股骨远段外后缘见异常信号影,T1WI 上呈等低信号(F,箭),PDWI 脂肪抑制明显高信号(G,箭),增强后周边及分隔强化明显(H、I,箭)。

影像诊断

▶ 右侧股骨远段外后缘非骨化性纤维瘤。

鉴别诊断

▶ **纤维性骨皮质缺损** 病灶小而无症状且仅局限于骨皮质的病变,常为双侧对称性发生,一般于 13 岁前自行消失,如不消失则可能成为非骨化性纤维瘤。

▶ **骨囊肿** 多发生于长骨干骺端,好发于肱骨及股骨近段,常位于髓腔中央,稍膨胀性改变;沿骨干纵轴生长,骨分隔少见,一般无骨膜反应,骨皮质中断后的骨片陷落到囊性病变中,形成碎片陷落征。

病理结果

▶ 碎骨组织间组织细胞增生,纤维组织增生,见多核巨细胞,形态学不除外非骨化性纤维瘤可能,请结合临床及影像学综合分析。

双侧下肢纤维结构不良

性别	年龄	简要病史	检查方法
男	10 岁	双侧下肢不适数年	双侧股骨、胫腓骨 X 线摄影，双侧下肢 MRI(平扫＋增强)

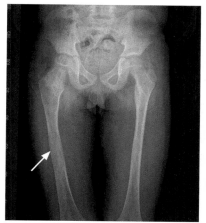

A

双侧股骨 X 线片 (正位)

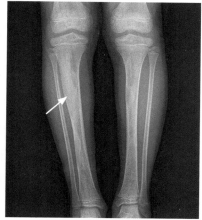

B

双侧胫骨 X 线片 (正位)

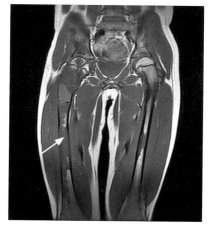

C

冠状面 T1WI 平扫

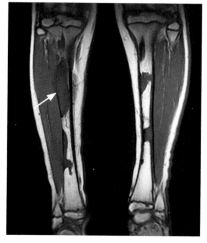

D

冠状面 T1WI 平扫

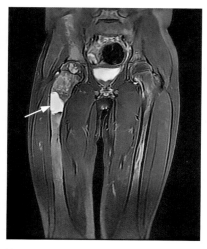

E

冠状面 T2WI 脂肪抑制

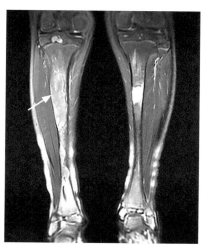

F

冠状面 T2WI 脂肪抑制

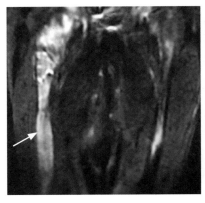
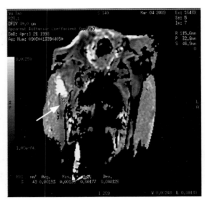
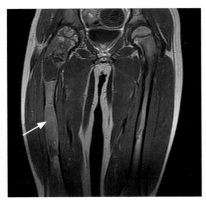

G
DWI(b = 1 000 s/mm²)

H
ADC 值测量

I
冠状面增强 T1WI

图 6-17　双侧股骨、胫骨多发纤维结构不良

影像特点

> **X 线**　双侧股骨、胫骨多发磨玻璃密度影（A、B，白箭），局部轻度膨胀。

> **MRI**　双侧股骨、胫骨多发斑片状异常信号，T1WI 上呈低信号（C、D，箭）；T2WI 脂肪抑制上呈不均匀或均匀高信号（F，箭），右股骨上段部分呈囊样 T2WI 脂肪抑制明显高信号（E，箭）；DWI 上呈高信号（G，白箭）；ADC 值为 1.53×10^{-3} mm²/s（H，箭）；增强后明显均匀强化（I，箭），右股骨上段囊性灶未见强化。

影像诊断

> 双侧股骨、胫骨多发纤维结构不良。

鉴别诊断

> **转移瘤**　一般有原发病史，多发骨质破坏，DWI 呈高信号，ADC 值偏低，一般小于 1.0×10^{-3} mm²/s。

> **畸形性骨炎**　中老年多见，骨小梁增粗呈绳状，骨皮质增厚。

> **骨性纤维结构不良**　多见于 5 岁以下儿童，病变几乎发生在胫骨前缘骨皮质，腓骨也可以有类似改变。

病理结果

> "右股骨"活检:纤维结构不良。

6.18 左侧胫骨骨性纤维结构不良

性别	年龄	简要病史	检查方法
男	5岁	发现左侧小腿畸形半年余	左侧胫腓骨X线摄片,左侧胫腓骨CT平扫＋MPR,左侧胫腓骨MRI(平扫＋增强)

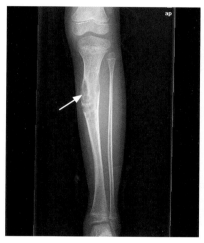

A
左侧胫腓骨X线(正位)

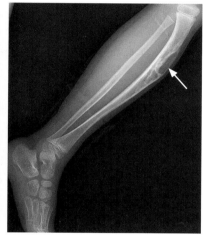

B
左侧胫腓骨X线(侧位)

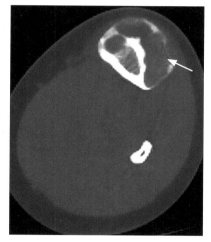

C
横断面CT(骨窗)

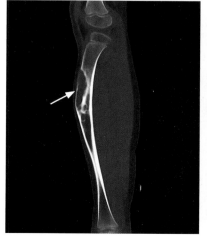

D
矢状面CT MPR

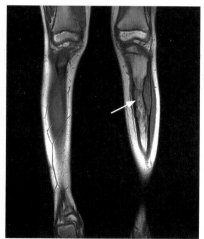

E
冠状面T1WI平扫

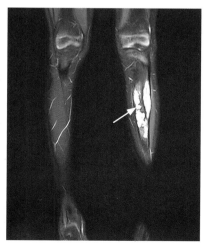

F
冠状面T2WI脂肪抑制

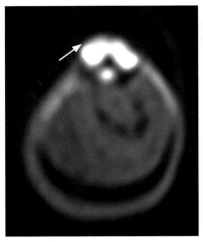
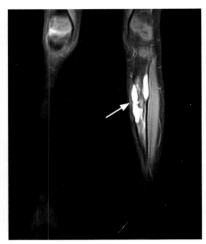
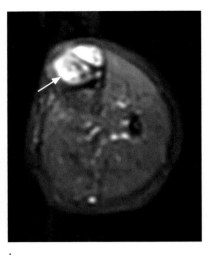

G
DWI(b = 1 000 s/mm²)

H
冠状面增强 T1WI

I
横断面增强 T1WI

图 6‑18　左侧胫骨中上段骨性纤维结构不良

影像特点

▶ **X 线和 CT**　左侧胫骨中上段偏前缘骨皮质稍膨胀性改变,密度不均匀,部分呈磨玻璃改变,可见多发分隔,边缘骨皮质变薄(A~D,箭)。周围软组织未见肿块形成。

▶ **MRI**　左侧胫骨中上段偏前缘见斑片状异常信号影,T1WI 上呈低信号(E,箭)、T2WI 脂肪抑制上呈高信号(F,箭),DWI 上呈高信号(G,箭),增强后明显强化(H、I,箭)。

影像诊断

▶ 左侧胫骨中上段骨性纤维结构不良。

鉴别诊断

▶ **纤维结构不良**　发生于髓腔内病变,可呈多囊样膨胀性骨质破坏区,受累骨质可变形,典型表现呈磨玻璃样改变、丝瓜瓤状改变。

▶ **畸形性骨炎**　长管状骨增粗并弯曲畸形,皮质增厚、分层,颅骨典型表现为外板呈绒毛状增厚,内有虫蚀样骨破坏或颗粒状骨缺损。

▶ **非骨化性纤维瘤**　好发于胫骨、股骨干骺端偏后缘,呈囊状骨质破坏区,髓腔缘常伴有硬化边。

病理结果

▶ "胫骨病变"活检,如临床及影像学支持,符合骨性纤维结构不良。

右侧胫骨动脉瘤样骨囊肿

性别	年龄	简要病史	检查方法
女	13 岁	右侧小腿近踝关节不适伴活动受限	右侧胫腓骨 X 线摄影,右侧胫腓骨 CT 平扫,右侧小腿 MRI(平扫＋增强)

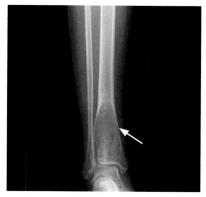

A
右侧胫、腓骨 X 线片(正位)

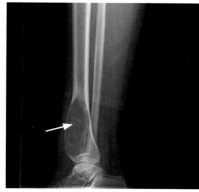

B
右侧胫、腓骨 X 线片(侧位)

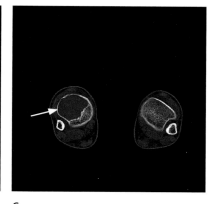

C
横断面 CT 平扫

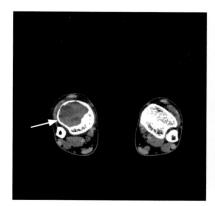

D
横断面 CT 平扫

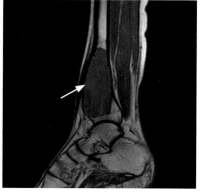

E
矢状面 T1WI 平扫

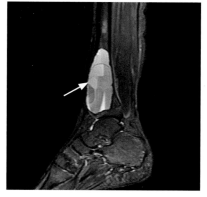

F
矢状面 T2WI 脂肪抑制

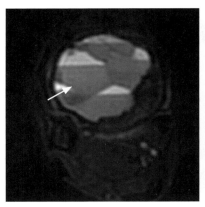 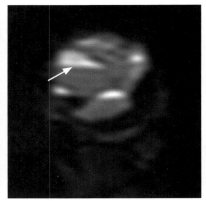 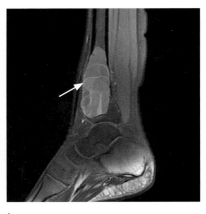

G

横断面 T2WI 脂肪抑制

H

DWI(b = 1 000 s/mm²)

I

矢状面增强 T1WI

图 6‑19　右侧胫骨远段动脉瘤样骨囊肿

影像特点

▸ **X 线**　右侧胫骨远段偏心性生长溶骨性、膨胀性骨质破坏区，内见线样骨嵴，骨皮质菲薄，如"蛋壳样"改变（A、B,箭）。

▸ **CT**　稍膨胀性骨质破坏，皮质变薄（C,箭），内密度不均匀，局部见液‑液平（D,箭），皮质明显变薄，如"蛋壳样"改变；无骨膜反应。

▸ **MRI**　T1WI 上呈不均匀低信号（E,箭），T2WI 脂肪抑制上呈混杂高信号，伴多发液‑液平（F、G,箭），DWI 上部分呈高信号（H,箭），增强后病灶边缘及分隔强化（I,箭），囊性部分未见强化；无骨膜反应；周围软组织未见异常。

影像诊断

▸ 右侧胫骨远段动脉瘤样骨囊肿。

鉴别诊断

▸ **骨囊肿**　多发生于干骺端，好发于肱骨及股骨近段，常位于髓腔中央，稍膨胀性改变，不如动脉瘤样骨囊肿明显；沿骨干纵轴生长，骨分隔少见，一般无骨膜反应，骨皮质中断后的骨片陷落到囊性病变中，形成碎片陷落征。

▸ **骨巨细胞瘤**　好发于 20～40 岁成年人，多发生于骨段或骨突，偏向性生长，膨胀性改变，呈多囊状或皂泡样改变，无明显硬化。

病理结果

▸ "右侧胫骨下段"形态学符合动脉瘤样骨囊肿，请结合临床及影像。

胸 9 椎体及附件骨母细胞瘤

性别	年龄	简要病史	检查方法
女	1 岁	截瘫（双下肢瘫痪）	胸腰椎 CT 平扫 + MPR，胸腰段 MRI 平扫

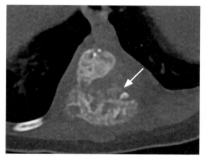

A
横断面 CT 平扫

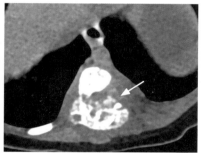

B
横断面 CT 平扫

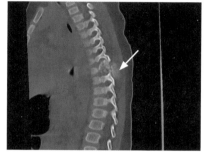

C
矢状面 MPR

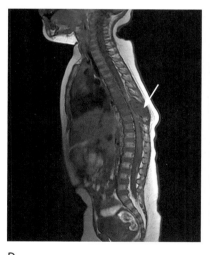

D
矢状面 T1WI

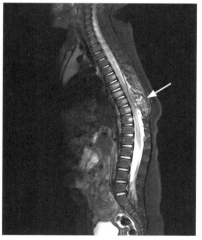

E
矢状面 T2WI 脂肪抑制

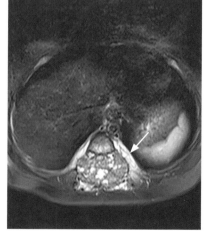

F
横断面 T2WI 脂肪抑制

图 6-20　胸 9 椎体及附件骨母细胞瘤

影像特点

▶ **CT** 胸 9 椎体及附件骨质密度异常,以附件为甚,主要表现为骨质密度显著增高,明显不均匀钙化及骨化,部分呈磨玻璃样,周围伴软组织肿块影(A~C,箭)。

▶ **MRI** 胸 9 椎体及附件信号异常,T1WI 上呈低信号(D,箭),T2WI 脂肪抑制上呈不均匀高信号,内伴小囊样更高信号,呈蜂窝状改变(E,箭),周围软组织肿胀(F,箭)。

影像诊断

▶ 胸 9 椎体及附件骨母细胞瘤。

鉴别诊断

▶ **软骨母细胞瘤** 好发于骨骺愈合前的骨骺或骨突,溶骨性骨质破坏,其膨胀不明显,边界轻度硬化,其内常有点状钙化。

▶ **骨肉瘤** 虫蚀样或浸润性骨质破坏;肿瘤骨多呈象牙质、云絮状、斑块骨及针状;层状、放射状、垂直型骨膜反应及 Codman 三角;周围软组织肿块中可发生瘤骨或钙化。

病理结果

▶ 如临床及影像支持,符合上皮样骨母细胞瘤(侵袭性骨母细胞瘤)。

右侧桡骨远段骨巨细胞瘤

性别	年龄	简要病史	检查方法
男	43 岁	右侧腕部胀痛 1 个月	右侧腕关节 CT(平扫 + 重组)，右侧腕关节 MRI 平扫

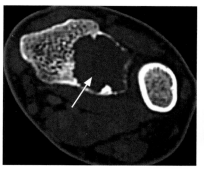

A
横断面 CT 平扫

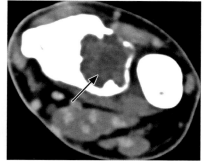

B
横断面 CT

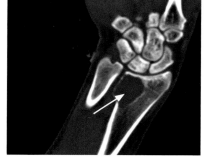

C
MPR(冠状面)

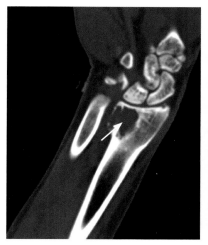

D
MPR(冠状面)

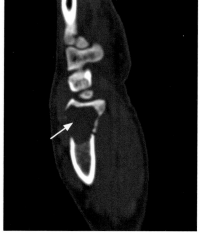

E
MPR(矢状面)

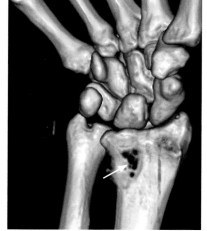

F
VR

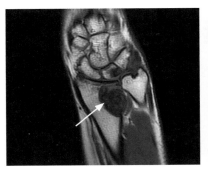
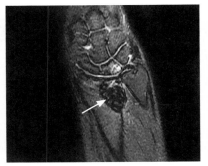
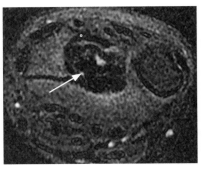

G
冠状面 T1WI 平扫

H
冠状面 T2WI 脂肪抑制

I
横断面 T2WI 脂肪抑制

图 6 – 21　右侧桡骨远段骨巨细胞瘤

影像特点	▶	**CT**　右侧桡骨远段见偏心性囊状溶骨性骨破坏（A，C～F，白箭），达关节面下，稍膨胀，内囊性低密度区 CT 值约 47 HU（B，黑箭），境界清晰，周围骨皮质明显变薄，无明显硬化边。
	▶	**MRI**　右侧桡骨远段见偏心性异常信号，T1WI 上呈欠均匀低信号（G，白箭），T2WI 脂肪抑制上呈低信号（H，白箭），内散在小线样高信号（I，白箭），周围未见软组织肿块。
影像诊断	▶	右侧桡骨远段骨巨细胞瘤。

鉴别诊断	▶	**骨囊肿**　多发生于干骺段，好发于肱骨及股骨近段，常位于髓腔中央，稍膨胀性改变，沿骨干纵轴生长，骨分隔少见，一般无骨膜反应，骨皮质中断后的骨片陷落到囊性病变中，形成碎片陷落征。
	▶	**动脉瘤样骨囊肿**　好发于干骺段，多呈偏心性生长，多房状，膨胀明显似气球状，常伴有骨膜反应，囊内有斑点状钙化，常伴多发液–液平，边缘不规则可呈虫蚀样改变。
病理结果	▶	组织学提示骨巨细胞瘤，请结合临床和影像学检查加以确诊。

右侧股骨远段骨肉瘤

性别	年龄	简要病史	检查方法
女	8 岁	10 天前无明显诱因下 右膝肿胀疼痛	右侧膝关节 X 线摄影， 右侧膝关节 MRI 平扫

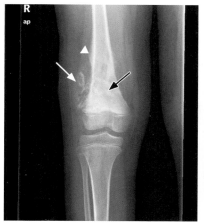

A

X 线片（正位）

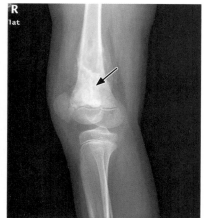

B

X 线片（侧位）

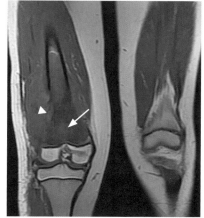

C

冠状面 T1WI

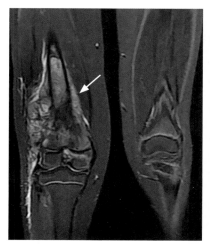

D

冠状面 T2WI 脂肪抑制

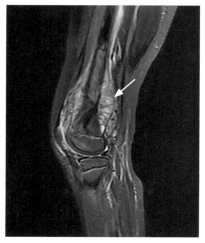

E

矢状面 T2WI 脂肪抑制

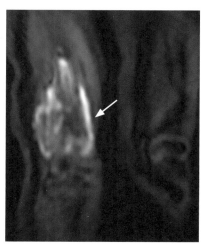

F

DWI（ b ＝ 1 000 s/mm² ）

图 6-22　右侧股骨远段骨肉瘤

▶ **X线** 右侧股骨下段干骺端髓腔内斑片状异常高密度影,向骨干延伸,境界不清(A、B,黑箭),局部见骨膜反应(A,箭头),部分垂直骨皮质,呈日光放射状改变(A,箭头),周围软组织肿胀伴高密度骨化影(A,白箭)。

▶ **MRI** 右侧股骨下段见大片异常信号,上下范围约 11.5 cm,局部骨质破坏(C,白箭),周围见肿块(C,箭头),T1WI 上呈等低信号(C,白箭、箭头),T2WI 脂肪抑制上呈不均匀高信号(D、E,白箭),DWI 上呈不均匀高信号(F,白箭)。

影像诊断

▶ 右侧股骨远段骨肉瘤。

鉴别诊断

▶ **尤因肉瘤** 发病年龄稍低于骨肉瘤,好发于长骨骨干,表现为髓腔内不规则溶骨性破坏及葱皮状骨膜反应,也可以有放射状骨针,对放射线敏感。

▶ **骨髓炎** 早期骨破坏模糊,骨膜反应轻微,到晚期骨破坏清晰,新生骨密度高,骨膜新生骨光滑完整,周围软组织内无瘤骨形成。

病理结果

▶ 活检示骨肉瘤。

左侧髂骨尤因肉瘤

性别	年龄	简要病史	检查方法
男	11 岁	反复低热 3 个月，发现左侧髂骨病变	骨盆 X 线摄影，双侧髋关节 CT 平扫＋MPR，骨盆 MRI（平扫＋增强）

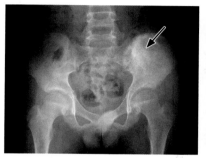

A

骨盆 X 线片（正位）

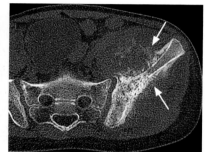

B

横断面 CT（1）

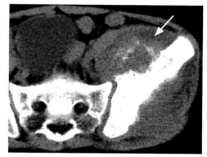

C

横断面 CT（2）

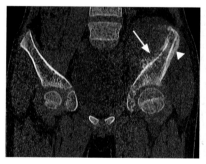

D

冠状面 CT MPR

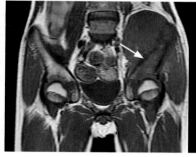

E

冠状面 T1WI

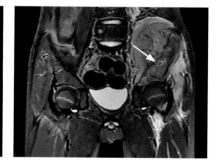

F

冠状面 T2WI 脂肪抑制

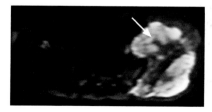

G

DWI（b＝1 000 s/mm²）

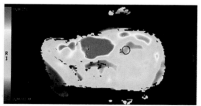

H

ADC 值的测定

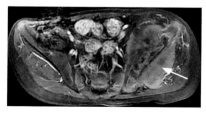

I

横断面增强 T1WI

图 6-23　左侧髂骨尤因肉瘤

影像特点 ▶ **X 线和 CT** 左侧髂骨大片骨质破坏区，骨质密度不均，内见斑片密度增高影及小斑片稍低密度影（A，黑箭），可见明显放射状（B、D，白箭）及层状（D，箭头）骨膜反应，髂骨周围见巨大软组织肿块，肿块内可见云絮状骨样密度影（C，白箭）。

▶ **MRI** 左侧髋臼及髂骨局部骨质信号异常，T1WI 上呈等信号（E，白箭），T2WI 脂肪抑制上呈等低信号（F，白箭），软组织肿块 DWI 上呈明显高信号（G，白箭），ADC 值为 0.62×10^{-3} mm²/s，增强后呈不均匀强化（I，白箭）。

影像诊断 ▶ 左侧髂骨尤因肉瘤。

鉴别诊断 ▶ **骨肉瘤** 好发部位为股骨远段、胫骨近段和肱骨近段的干骺端。可有成骨性、溶骨性和混合性骨质破坏，骨膜反应呈侵袭性，可见 Codman 三角或呈"日光射线"。

▶ **急性化脓性骨髓炎** 发病急，多伴有高热，疼痛较尤因肉瘤剧烈，化脓时常伴有跳痛，夜间痛不加重。早期的 X 线片上受累骨改变多不明显，然后于髓腔骨松质中出现斑点状稀疏破坏。在骨破坏的同时很快出现骨质增生，多有死骨出现。

病理结果 ▶ 左侧髂骨小细胞恶性肿瘤，符合尤因肉瘤。

右侧肱骨软骨肉瘤

性别	年龄	简要病史	检查方法
男	67 岁	体检发现右侧肱骨近段病变 20 余天	右侧肱骨 X 线摄影，右侧肩关节 MRI 平扫

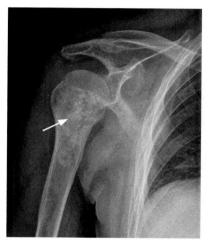

A
右侧肱骨 X 线片（正位）

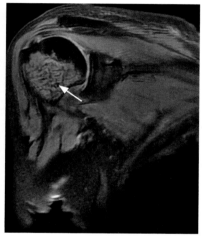

B
冠状面 T1WI 脂肪抑制

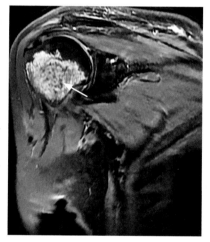

C
冠状面 T2WI 脂肪抑制

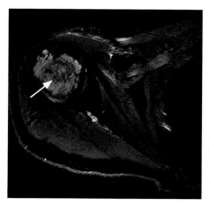

D
横断面 T2WI 脂肪抑制

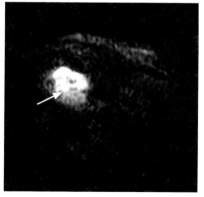

E
DWI（ b = 1 000 s/mm² ）

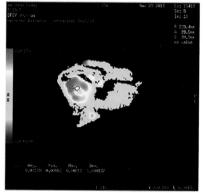

F
ADC 值

图 6-24　右侧肱骨上段软骨肉瘤

影像特点

▶ **X线** 右侧肱骨上段髓腔内见斑点状、环形及斑片状密度增高影（A，白箭），无骨膜反应，周围软组织未见异常。

▶ **MRI** 右肱骨上段见团块状异常信号，T1WI 脂肪抑制上呈不均匀高信号（B，白箭），T2WI 脂肪抑制上呈不均匀高信号（C、D，白箭），DWI 上呈高信号（E，白箭），ADC 值为 1.89×10^{-3} mm²/s。

影像诊断

▶ 右侧肱骨上段软骨肉瘤Ⅰ级。

鉴别诊断

▶ **慢性化脓性骨髓炎** 髓腔骨松质中出现斑点状稀疏破坏，在骨破坏的同时很快出现骨质增生，多有死骨出现，伴有花边样骨膜反应。

▶ **骨肉瘤** 好发于长管状骨的干骺端，溶骨性骨质破坏，多呈虫蚀状或浸润状，伴有肿瘤骨形成，呈象牙质状、棉絮状；浸润性骨膜反应，呈放射状、针状，伴 Codman 三角；周围软组织肿块中常可见肿瘤骨。

病理结果

▶ 高分化软骨性肿瘤，符合高分化软骨肉瘤（软骨肉瘤Ⅰ级），请结合临床和影像学改变。

骨盆转移瘤

性别	年龄	简要病史	检查方法
男	66 岁	前列腺癌复诊	骨盆 CT 平扫,骨盆 MRI(平扫 + 增强)

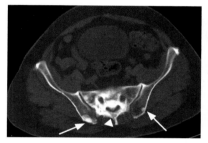

A
横断面 CT 平扫(1)

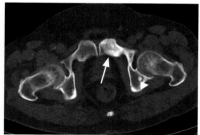

B
横断面 CT 平扫(2)

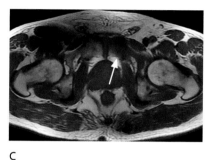

C
横断面 T1WI

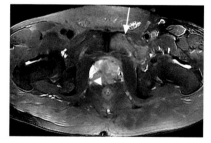

D
横断面 T2WI 脂肪抑制

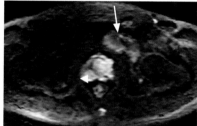

E
DWI(b = 1 000 s/mm²)

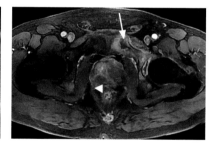

F
横断面增强 T1WI

图 6‑25　前列腺癌,骨盆多发骨转移

影像特点

▶ **CT** 骶骨(A,箭头)、两侧髂骨(A,白箭)、左侧髋臼(B,箭头)、耻骨(B,白箭)多发结节样及斑片状高密度影。

▶ **MRI** 左侧耻骨信号异常,T1WI 上呈低信号(C,白箭),T2WI 脂肪抑制上呈稍高信号(D,白箭),DWI 上呈高信号(E,白箭),增强后明显不均匀强化(F,白箭)。前列腺周围带及移行带多发 DWI 高信号(E,箭头),T2WI 脂肪抑制上呈低信号(D,箭头),增强后不均匀轻度强化(F,箭头)。

影像诊断 ▶ 前列腺癌，骨盆多发骨转移。

鉴别诊断 ▶ **多发性骨髓瘤** 病灶大小多较一致，呈穿凿样骨质破坏，伴有明显的骨质疏松。骨转移灶多大小不一，边缘模糊，常不伴明显的骨质疏松，病灶间的骨质密度正常，发生于脊柱者，椎体多先受累，病变发展常累及椎弓根。

左侧膝关节退行性骨关节病

性别	年龄	简要病史		检查方法
男	80 岁	左膝疼痛		左侧膝关节 X 线摄影

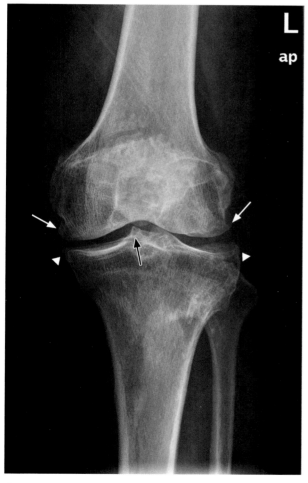

A
X 线片（正位）

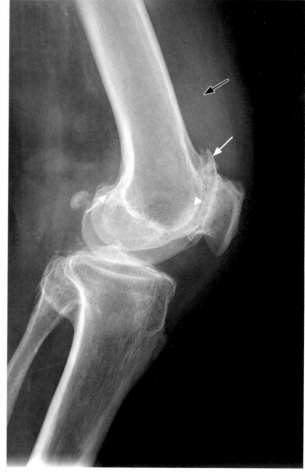

B
X 线片（侧位）

图 6-26　左侧膝关节退行性骨关节病

影像特点 ▶ **X 线** 左侧股骨下端(A,白箭)、胫骨内外侧平台(A,箭头)及髁间隆突变尖(A,黑箭)。髌骨上下缘骨质增生变尖(B,白箭),髌股关节间隙变窄(B,箭头),关节周围软组织稍肿胀,髌上囊密度增高(B,黑箭)。

影像诊断 ▶ 左侧膝关节退行性骨关节病,髌上囊积液。

鉴别诊断 ▶ **滑膜骨软骨瘤病** 退变伴关节游离体时需与滑膜骨软骨瘤病相鉴别,后者常有明显关节软组织肿胀,游离体分布广泛,在关节囊多见,数目可以极多,而关节面及关节间隙可保持正常,即使有继发退行性改变,也多不显著。

▶ **类风湿性关节炎** 女性多于男性,受累关节疼痛,晨僵明显,好发于四肢小关节,X 线片常见骨质疏松及不同程度的骨质破坏。

强直性脊柱炎

性别	年龄	简要病史	检查方法
男	57 岁	右侧髋关节活动受限 伴疼痛 10 年	双侧骶髂关节 X 线摄影， 双侧骶髂关节 CT 平扫

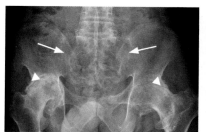

A
双侧骶髂关节 X 线片 (正位)

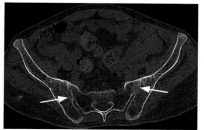

B
横断面 CT (骨窗)

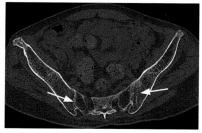

C
横断面 CT 平扫

图 6 - 27　强直性脊柱炎，双侧髋关节退行性骨关节病

影像特点

▶ **X 线**　双侧骶髂关节融合，关节间隙未见明确显示 (A，白箭)；双侧髋臼及股骨上端密度不均匀，边缘不光整，双侧髋关节面欠光整，关节间隙变窄 (A，箭头)。周围软组织未见异常。

▶ **CT**　双侧骶髂关节融合，关节间隙消失 (B、C，白箭)，周围软组织未见异常。

影像诊断

▶ 强直性脊柱炎，双侧髋关节退行性骨关节病。

鉴别诊断

▶ **类风湿性关节炎**　女性多于男性，受累关节疼痛，晨僵明显，好发于四肢小关节，X 线片常见骨质疏松及不同程度的骨质破坏。

▶ **退行性骨关节病**　诸骨相邻边缘的骨质增生及骨赘形成，关节间隙不均匀狭窄，关节面下假囊肿少见。

右侧股骨头无菌性坏死

性别	年龄	简要病史	检查方法
男	7岁	右侧下肢跛行半年余	骨盆 X 线摄影,骨盆 CT 平扫+ MPR, 骨盆 MRI 平扫

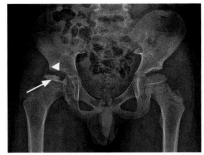

A
骨盆 X 线片(正位)

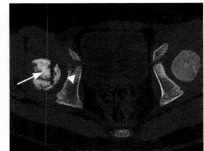

B
横断面 CT(骨窗)

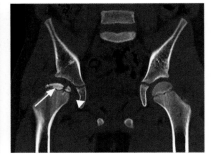

C
冠状面 CT MPR

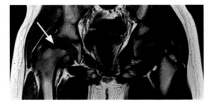

D
冠状面 T1WI 平扫

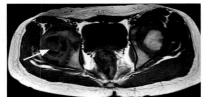

E
横断面 T1WI 平扫

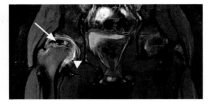

F
冠状面 T2WI 脂肪抑制

图 6‑28　右侧股骨头无菌性坏死

影像特点

▶ **X 线**　右侧股骨头变扁,骨质密度不均匀性增高,呈碎裂状(A,白箭),右髋关节间隙增宽(A,箭头)。

▶ **CT**　右侧股骨头变扁、塌陷,呈碎裂状,见斑片状骨质密度增高影(B、C,白箭),髋关节间隙增宽(B、C,箭头)。

▶ **MRI**　右侧股骨头信号异常,见斑片状 T1WI 低信号(D、E,白箭),T2WI 脂肪抑制不均匀稍高信号(F,白箭),右侧髋关节周围滑膜增生(F,箭头)。

影像诊断 ▶ 右侧股骨头无菌性坏死。

鉴别诊断 ▶ **退行性骨关节炎** 好发于老年患者,关节相邻边缘的骨质增生及骨赘形成,关节间隙不均匀狭窄,关节面下假囊肿少见。
▶ **髋臼发育不良** 髋臼变浅,股骨头形态欠佳,髋臼股骨头包裹不全,关节面骨质破坏伴囊变。
▶ **强直性脊柱炎** 常见于青少年男性,一般最先从双侧骶髂关节受累开始,关节间隙模糊、变窄,关节面下骨质破坏,关节融合。

7 儿科疾病

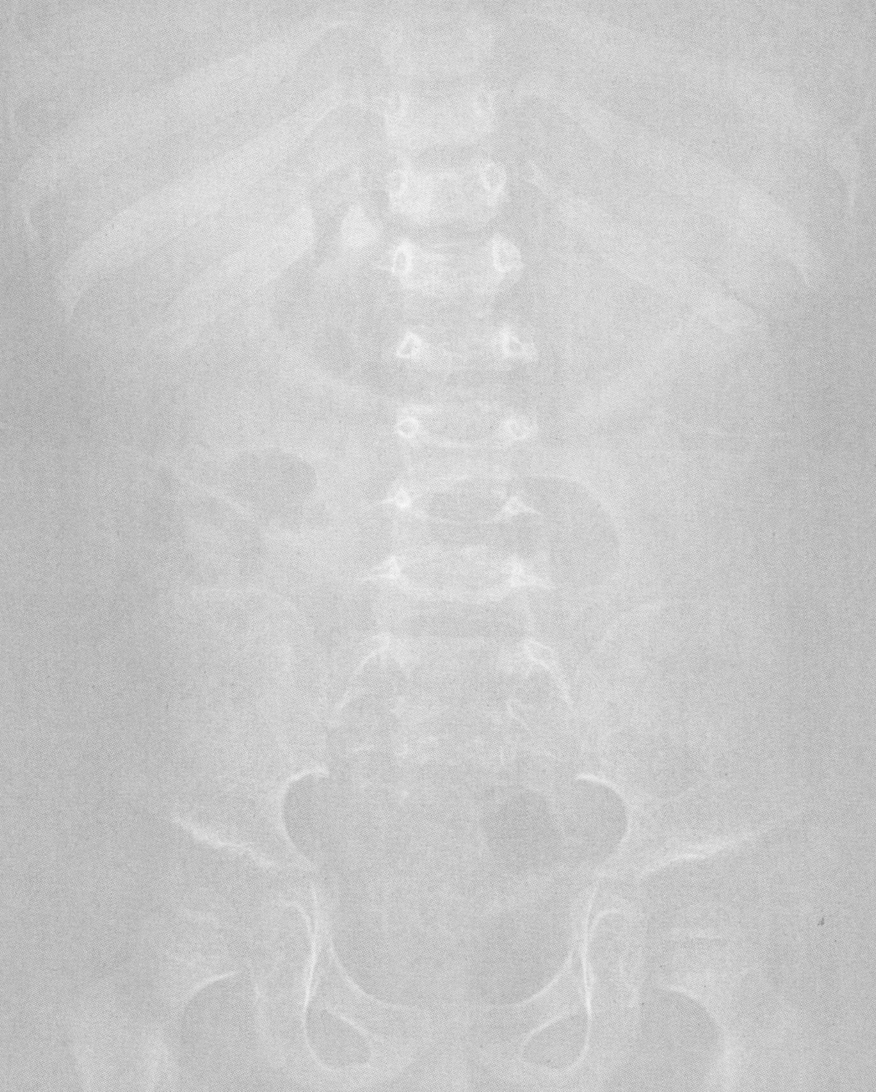

Dandy-Walker 畸形

性别	孕	简要病史	检查方法
女	24 周	产前超声提示胎儿小脑蚓部显示不清	胎儿头颅 MRI 平扫 + 超声

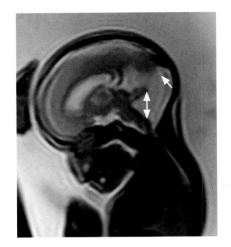

A

矢状面 T2WI

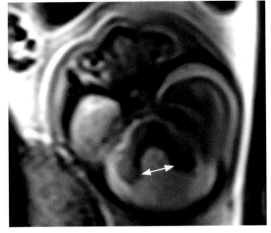

B

横断面 T2WI

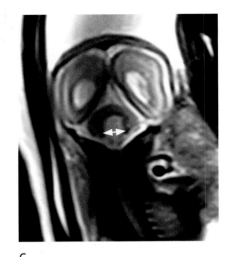

C

冠状面 T2WI

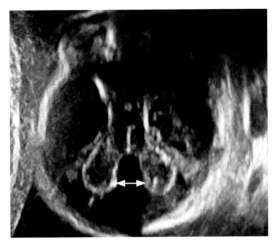

D

超声

图 7 - 1　Dandy-Walker 畸形

影像特点

▶ **MRI** 矢状面示小脑上抬与脑干背侧夹角明显扩大（A，双箭），小脑幕上抬（A，箭）；横断面及冠状面示胎儿两侧小脑半球分离，中央区的小脑蚓部缺如，四脑室与后方扩大的枕大池相通（B、C，双箭），四脑室及幕上脑室扩张。

▶ **超声** 小脑蚓部未见，四脑室与枕大池相通（D，双箭）；与 MRI 横断面征象基本相仿。

影像诊断

▶ Dandy-Walker 畸形。

鉴别诊断

▶ **Blake 囊肿** 继发于四脑室正中孔形成障碍，四脑室及 Blake 囊扩张，脑干与小脑间距扩大，小脑蚓部完整。

▶ **后颅窝蛛网膜囊肿** 多位于小脑后方中线或略偏一侧，小脑及蚓部无发育畸形，囊肿与四脑室无交通，囊肿较大时，可导致小脑受压、后缘压迹及四脑室变形移位，伴或不伴有幕上脑室扩张。

脑室周围白质软化症

性别	年龄	简要病史	检查方法
女	5 岁	脑瘫	头颅 MRI 平扫

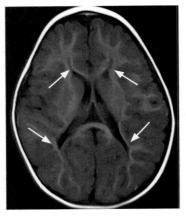

A
横断面 T1WI(1)

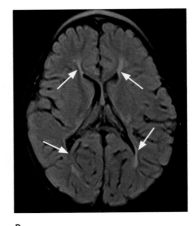

B
横断面 T2WI FLAIR(2)

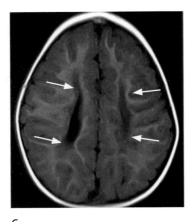

C
横断面 T1WI(1)

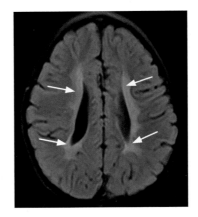

D
横断面 T2WI FLAIR(2)

图 7 - 2　脑室周围白质软化症

影像特点 ▶ **MRI** 两侧侧脑室前后角（A、B）及体部（C、D）周围白质明显减少，信号异常，呈 T1WI 低信号（A、C，白箭）、T2WI FLAIR 高信号（B、D，白箭），侧脑室变形。

影像诊断 ▶ 脑室周围白质软化症。

鉴别诊断 ▶ 脑室周围白质转化症是新生儿缺血缺氧性脑损伤所致的侧脑室周围白质病变，常见于早产儿及产后窒息史的儿童，需要与以下疾病鉴别。
- **新生儿低血糖脑损伤** 一般发生在顶枕叶皮质区，常呈对称性分布，呈 T1WI 低信号、T2WI 高信号，DWI 上呈弥散受限的高信号。
- **新生儿产伤** 新生儿产伤所致出血一般为硬膜下或硬膜外血肿，而新生儿缺血缺氧性脑损伤（早产儿）所致出血多位于侧脑室内及侧脑室周围。

髓母细胞瘤

性别	年龄	简要病史	检查方法
男	3岁	头痛、呕吐	头颅 CT 平扫，MRI 平扫＋增强

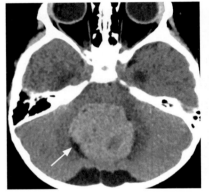

A
横断面 CT 平扫

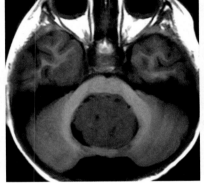

B
横断面 T1WI

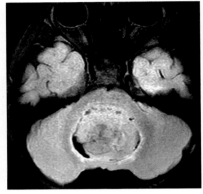

C
横断面 T2WI FLAIR

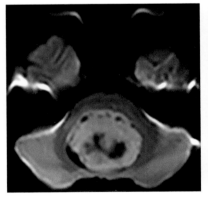

D
DWI(b = 1 000 s/mm²)

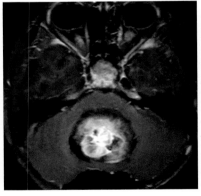

E
横断面增强 T1WI

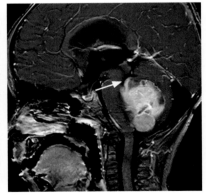

F
矢状面增强 T1WI

图 7-3 髓母细胞瘤

► **CT 平扫** 后颅窝中线区高密度肿块,伴多发小片低密度,右后缘弧形低密度影(A,箭)。

► **MRI** 后颅窝中线区肿块,平扫实质呈 T1WI 等低信号,T2WI FLAIR 上相对高信号,边缘可见少许弧形脑脊液信号(B、C),DWI 上呈明显弥散受限的高信号(D),增强后明显不均匀强化,伴多发囊变、坏死区(E);矢状面示四脑室后部呈"喇叭口样"扩张(F,箭)。

影像诊断
► 髓母细胞瘤。

鉴别诊断
► **毛细胞星形细胞瘤** 多位于小脑半球,肿块呈囊性伴壁结节,实性部分 CT 平扫为低密度,DWI 上无弥散受限的高信号表现,实性部分增强可呈显著强化。

► **室管膜瘤** 多位于四脑室内,CT 平扫可呈混杂高密度,钙化较髓母细胞瘤更为多见,DWI 上呈弥散受限的高信号,可向两侧桥小脑角生长。

病理结果
► 髓母细胞瘤。

性别	年龄	简要病史	检查方法
男	17 天	发热、惊厥、嗜睡数日,囟门膨隆	头颅 MRI 平扫＋增强

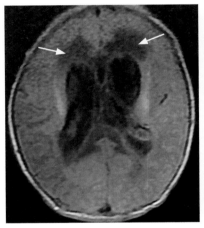

A
横断面 T1WI

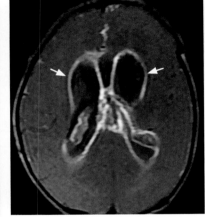

B
横断面 T2WI FLAIR

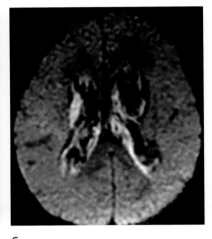

C
DWI(b＝1 000 s/mm²)

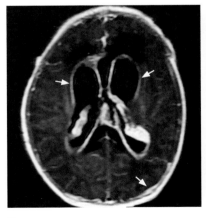

D
横断面增强 T1WI

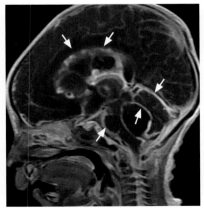

E
矢状面增强 T1WI

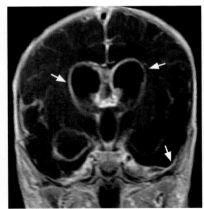

F
冠状面增强 T1WI

图 7‑4　化脓性脑膜炎

影像特点 ▶ **MRI** 脑室系统弥漫扩张,侧脑室旁白质信号 T1WI 降低 (A,长白箭);室管膜增厚且信号异常,T2WI FLAIR 上呈高信号 (B,短白箭);DWI 示侧脑室壁及脑室内见弥散受限的混杂高信号 (C);增强后颅板下脑膜增厚强化、脑室周围室管膜弥漫增厚强化 (D~F,短白箭)。

影像诊断 ▶ 化脓性脑膜炎,伴室管膜炎及脑积水、脑室积脓。

鉴别诊断 ▶ **结核性脑膜炎** 结核性脑膜炎以脑基底池渗出为特征,典型者表现为基底池条索及结节样异常强化,伴脑室扩张积水,可伴急性脑梗死。

▶ **病毒性脑膜炎** 脑膜增厚及强化均较轻微或无。

▶ **新型隐球菌性脑膜炎** 早期 MRI 表现可正常,与结核性脑膜炎相似,病变以脑基池为主,脑膜增厚及强化均较轻,出现基底节血管旁间隙增宽或胶样假性囊肿有提示性诊断价值。

肾上腺脑白质营养不良

性别	年龄	简要病史	检查方法
男	5岁	皮肤黝黑,发育落后	头颅 CT 平扫,MRI 平扫

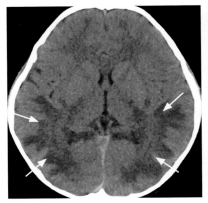

A
横断面 CT 平扫(1)

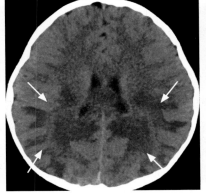

B
横断面 CT 平扫(2)

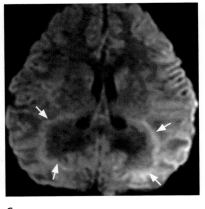

C
DWI(b = 1 000 s/mm²)

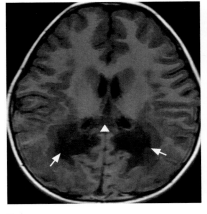

D
横断面 T1WI

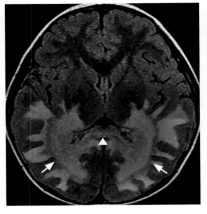

E
横断面 T2WI FLAIR(1)

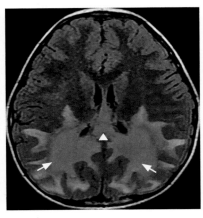

F
横断面 T2WI FLAIR(2)

图 7-5　肾上腺脑白质营养不良

▶ **CT 平扫** 双侧顶枕区白质密度减低,呈对称性(A、B,箭)。

▶ **MRI** 双侧顶枕区白质对称性异常信号,累及胼胝体压部(箭头),呈典型"蝶翼状"分布(C~F,箭),呈 T1WI 低信号、T2WI FLAIR 高信号,周边呈指状水肿信号,DWI 上呈周围环状高信号(C,箭)。

典型的肾上腺脑白质营养不良 MRI 上可见三层病变,病理上内层为坏死区、胶质增生,晚期可钙化;中间层为活动性炎症与脱髓鞘的移行带;外层为脱髓鞘区,但无炎性反应。DWI 高信号区域在增强后多有强化,提示伴有活动性病变(本病例未做增强)。

▶ 肾上腺脑白质营养不良。

▶ **多发硬化**(MS) 病灶主要位于脑和脊髓的白质内,呈时间及空间的多相性,包括新旧不一、强化与非强化病灶并存,脑室旁、皮质区、幕下、脊髓等多部位受累。脑内典型病灶位于侧脑室周围,T2WI 高信号,呈手指状放射状分布、垂直于侧脑室壁。

▶ **异染性脑白质营养不良** 双侧侧脑室旁及半卵圆中心白质对称性T2WI 高信号,胼胝体压部及膝部同时受累,可累及丘脑、内外囊等;可出现典型的"虎纹"征:半卵圆中心 T2WI 高信号中夹杂条纹、斑点状稍低信号。

气管性支气管

性别	年龄	简要病史	检查方法
女	2岁	咳嗽、发热	胸部 CT 平扫 + 重组

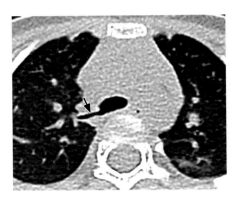

A
横断面 CT 平扫

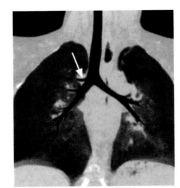

B
冠状面最小密度投影（MinIP）

C
VR

图 7-6　气管性支气管

影像特点

▶ **横断面 CT 肺窗**　右肺上叶支气管在气管隆突区上方层面，提前自气管右侧壁发出（A，黑箭）。

▶ **重组**　右肺上叶支气管起自气管隆突上方气管右侧壁（B、C，白箭）。

影像诊断

▶ 气管性支气管。

鉴别诊断

▶ **支气管桥**　支气管桥同样多见于右侧，表现为起自气管的右主支气管仅连接右上叶；由左支气管中段发出一支支气管跨越纵隔向右延伸，分布到右肺中叶和下叶，同时气管隆突位置低于正常水平，一般位于胸 5、胸 6 水平，可通过 CT 平扫及三维重组观察左主支气管分叉位置、隆突位置水平、左主支气管至桥支气管分出前距离（是否大于 2 cm）进行鉴别。

▶ **气管憩室** 气管憩室可来自气管的外侧壁，但不同于气管性支气管，其不为肺实质供氧，且可见小囊的盲端。

先天性肺气道畸形

性别	年龄	简要病史	检查方法
女	6个月	发热3天,既往肺部感染史	胸部X线摄影,胸部CT平扫+MPR

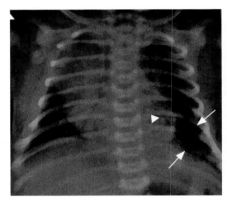

A

胸部X线片(正位)

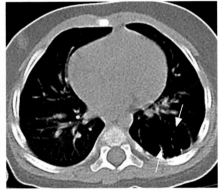

B

横断面CT平扫

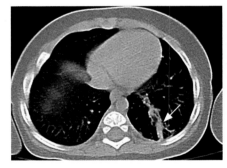

C

横断面CT平扫

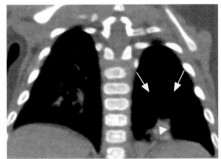

D

冠状面CT MPR

图7-7 左肺下叶先天性肺气道畸形

影像特点	▶	**X线片** 左下肺透亮度增加,呈网格样(A,箭);心影后斑片状密度增高影(A,箭头)。

▶ **CT(肺窗)** 左肺下叶混杂密度影,上部以多房囊腔样含气透亮影为主,囊腔壁厚薄不均(B,箭),下部多囊样低密度灶中可见斑片样高密度影(C,箭);冠状面 CT 重组图像(D)清晰显示病灶范围,多房含气囊腔(D,箭)伴斑片状高密度影(D,箭头)。

影像诊断

▶ 左肺下叶先天性肺气道畸形伴感染。

鉴别诊断

▶ **支气管囊肿(肺内型)** 可单发或多发,单房或多房性,壁菲薄,继发感染后或与支气管交通,可表现为含气-液平。

▶ **肺隔离症** 当与支气管异常沟通或有食管瘘时,常形成数个厚壁含气-液平的囊腔,增强 CT 或 MRI 检查如发现来自体循环的异常血供可确诊。

▶ **囊性支气管扩张** 小儿较少见,可为先天性,易继发感染,表现为成簇的含气及气-液平囊腔,囊腔大小比较接近,按肺段分布,支气管造影或高分辨率 CT 可见囊腔和支气管相通,患肺体积可缩小。

病理结果

▶ 符合先天性肺气道畸形(肺囊腺瘤样畸形)伴慢性炎症。

肺隔离症（叶内型）

性别	年龄	简要病史	检查方法
男	7个月	产前左肺下叶肺隔离症复诊	胸部 CT 平扫＋增强＋重组

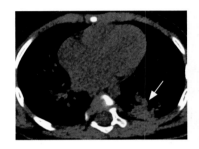

A
横断面 CT 平扫

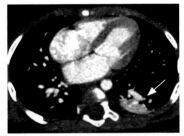

B
横断面增强 CT

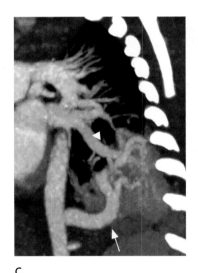

C
增强 CT MIP

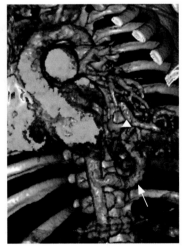

D
VR

图 7-8　左肺隔离症（叶内型）

影像特点 ▶ **横断面 CT** 左肺下叶不规则软组织（A,箭），增强后呈显著强化、内见多发血管样强化影（B,箭）；重组图像示粗大供血动脉（C、D,箭）来自主动脉，引流静脉（C、D,箭头）汇合至肺静脉。

影像诊断 ▶ 左肺下叶肺隔离症（叶内型）。

鉴别诊断 ▶ **先天性肺气道畸形（以往称囊腺瘤样畸形）** X 线片显示肺内局限性透亮区，呈多房状，囊壁厚薄不均，可继发感染。CT 显示肺内大小不等的囊性肿块，囊壁薄，有分隔，病变可累及一个或多个肺叶，具有正常的血供和引流。叶内型肺隔离症需与该病鉴别，通过 CT 或 MRI 观察有无来自体循环的异常血管，可予鉴别。

▶ **胸腔内肿瘤** 叶外型肺隔离症需与胸腔内肿瘤鉴别，两者在影像学上均可表现为胸腔内密度均匀的致密影，但叶外型肺隔离症常位于肺下叶与膈肌之间，如 CT 或 MRI 有来自体循环供血的异常血管，可予鉴别。

病理结果 ▶ 肺隔离症。

肺隔离症（叶外型）

性别	年龄	简要病史	检查方法
男	5 个月	产前左肺下叶隔离症复诊	胸部 CT 平扫+ 增强＋重组

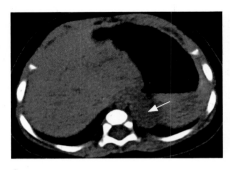

A
横断面 CT 平扫

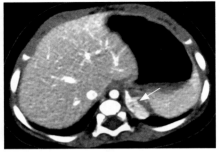

B
横断面增强 CT

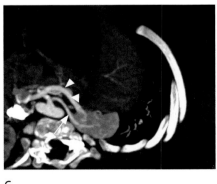

C
MIP

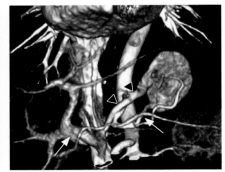

D
VR

图 7-9　左肺隔离症（叶外型）

▶ **横断面 CT** 左肺下叶不规则软组织(A,箭),增强后呈显著强化、内见多发血管样强化影(B,箭)。

▶ **重组图像** 粗大供血动脉(C、D,箭)来自主动脉,引流静脉(C、D,箭头)汇合至门静脉(D,箭)。

影像诊断

▶ 左侧肺隔离症(叶外型)。

鉴别诊断 参见 7.8。

病理结果 符合肺隔离症。

先天性支气管闭锁

性别	年龄	简要病史	检查方法
男	6个月	反复咳嗽	胸部 CT 平扫 + MPR

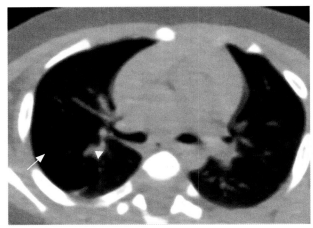

A
横断面 CT 平扫

B
冠状面 CT MPR

图 7-10　右肺上叶先天性支气管闭锁

影像特点 ▶ 横断面 CT 及冠状面重组 CT 肺窗图像示右肺上叶见局部范围过度充气(A、B,箭),其近心侧局部见杵状、分支状实性结构(A、B,箭头)。

影像诊断 ▶ 右肺上叶先天性支气管闭锁。

鉴别诊断 ▶ **支气管囊肿**　光滑的类圆形囊肿或空腔,不伴有周围肺气肿改变。
▶ **肺癌继发局限性黏液栓**　由原发肿瘤阻塞支气管引起,CT 检查可以显示原发肿瘤和肿瘤远侧支气管黏液栓。且患儿年龄与肿瘤好发年龄不符,故不予考虑。

▶ **肺动静脉畸形** 形态与支气管闭锁形成的黏液栓相似,但畸形血管明显强化,故增强 CT 容易鉴别。

病理结果 ▶ 支气管闭锁。

支气管囊肿

性别	年龄	简要病史	检查方法
男	5 岁	偶有胸部不适	胸部 CT 平扫 + MPR

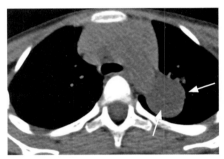

A
横断面 CT 平扫（纵隔窗）

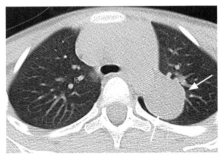

B
横断面 CT 平扫（肺窗）

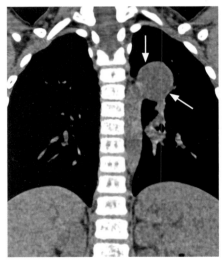

C
冠状面 CT MPR（纵隔窗）

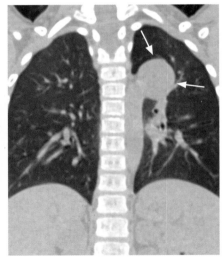

D
冠状面 CT MPR（肺窗）

图 7 - 11　支气管囊肿

影像特点	▷	横断面平扫及冠状面重组 CT 纵隔窗图像示左上纵隔旁类圆形水样低密度肿块,边界清晰,紧邻纵隔,与之呈喇叭口样改变(A、C,箭);肺窗示病灶与肺实质界面清晰,边缘光滑(B、D,箭)。
	▷	CT 值约 16 HU,为水样密度,内部密度均匀。

影像诊断	▷	支气管囊肿。

鉴别诊断	▷	**淋巴管畸形** 多发于中纵隔中上部,有沿组织间隙生长趋势,多表现为多房性囊性病变。
	▷	**心包囊肿** 多发生于心包反折处,宽基底或狭蒂附着于心包,常位于右心肋膈处。
	▷	**食管囊肿** 表现为圆形或管状水样密度肿块。如囊液蛋白质含量高则 CT 值可较高,位于食管周围或食管壁内,可与食管、气管相粘连,增强后囊壁强化,囊内容物无强化。

病理结果	▷	支气管囊肿。

7.12   支气管异物

性别	年龄	简要病史	检查方法
女	5 岁	吃零食后呛咳	胸部 CT 平扫 + MPR

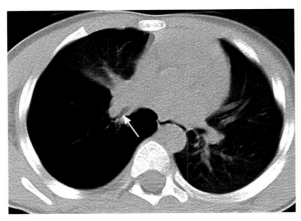
A
横断面 CT 平扫 (肺窗)

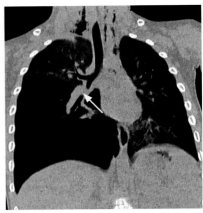
B
冠状面 CT MPR (肺窗)

图 7‑12　支气管异物

影像特点
> **横断面 CT 平扫及冠状面重组肺窗**　右侧中间段支气管干管腔内异物
> (A、B,箭),伴右肺中下叶透亮度明显增加,呈阻塞性肺气肿表现。

影像诊断
> 支气管异物伴阻塞性肺气肿。

鉴别诊断
> 有典型病史及影像表现时不易漏误诊;若是没有明确病史,对于儿童
> 慢性咳嗽、迁延不愈的肺炎、单侧的肺气肿及肺不张时,必须注意鉴别
> 有无异物的存在。

室间隔缺损

性别	年龄	简要病史	检查方法
男	1 岁	先天性心脏病	心脏 CTA + 重组

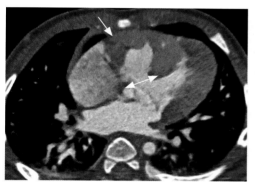

A

横断面增强 CT (四腔心层面)

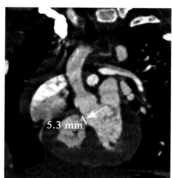

B

增强 MIP (短轴位)

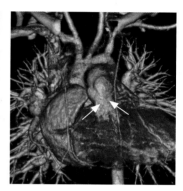

C

VR

图 7 – 13　室间隔缺损

影像特点

▶ **横断面 CT 增强四腔心层面**　房间隔连续,室间隔膜部缺损,左右心室交通 (A,双箭),右心室壁增厚 (A,箭)。

▶ **增强 MPR 短轴位**　室间隔缺损,测量值为 5. 3 mm (B,箭);

▶ **三维图像**　主动脉走行正常,头臂动脉起源正常;肺动脉主干较邻近的主动脉管腔明显增宽 (C,箭)。

影像诊断

▶ 室间隔缺损;右心室室壁增厚;肺动脉高压。

鉴别诊断

▶ CT 影像不易漏诊,需要注意有无其他合并或复杂性心血管畸形的存在。

房间隔缺损

性别	年龄	简要病史	检查方法
女	8个月	先天性心脏病	心脏 CTA + MPR

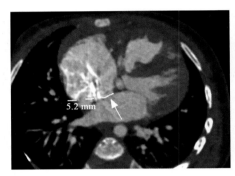

A

横断面增强 CT(四腔心层面)

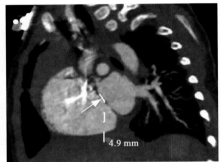

B

MPR(短轴位)

图 7 - 14 房间隔缺损

影像特点 ▶ **横断面增强 CT 四腔心层面、增强重组 MPR 短轴位** 左、右心房交通，房间隔缺损及测量值(A、B,箭),室间隔完整;右心房、右心室增大,右心室室壁肥厚。

影像诊断 ▶ 房间隔缺损。

鉴别诊断 ▶ CT 影像不易漏诊,需要注意有无其他合并或复杂性心血管畸形的存在。

法洛四联症

性别	年龄	简要病史	检查方法
男	13 个月	先天性心脏病,嘴唇发紫	心脏 CTA + 重组

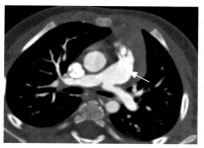

A

横断面增强 CT(1)

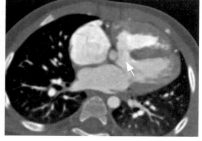

B

横断面增强 CT(2)

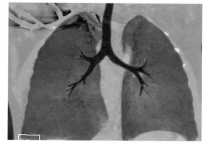

C

气道 MinIP

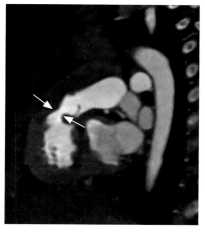

D

右心室流出道 MPR

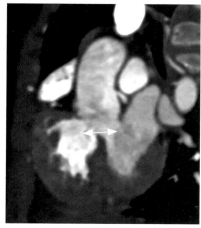

E

主动脉骑跨 MPR

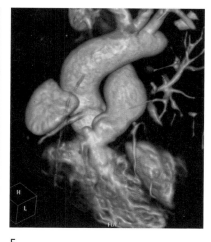

F

三维 VR

图 7‐15　法洛四联症

影像特点
- ▶ **横断面 CT 增强** 肺动脉主干及两侧肺动脉走行正常,肺动脉主干增宽(A,箭);右心室壁肥厚,左右心室交通、室间隔膜部缺损(B,箭);气道正常(C);右心室流出道狭窄(D,箭);主动脉开口骑跨于室间隔缺损上方(E,双箭)。
- ▶ **三维图像** 可以综合观察主动脉及其主要分支、肺动脉、冠状动脉的起源及走行等(F)。

影像诊断
- ▶ 法洛四联症。

鉴别诊断
- ▶ **肺动脉闭锁、右室双出口、大动脉转位、单心室、三尖瓣闭锁** 法洛四联症需与上述合并肺动脉狭窄的发绀型先心病鉴别。超声心动图、CT、MRI 显示畸形较清楚,不难做出鉴别诊断。
- ▶ **复杂性先天性心脏病** 需注意:气道、冠状动脉重建观察有无气道及冠状动脉的异常,为手术方案的制定提供帮助。

先天性巨结肠

性别	年龄	简要病史	检查方法
女	5 个月	便秘	稀钡灌肠造影

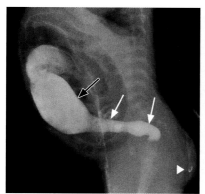

A
钡剂灌肠造影(1)

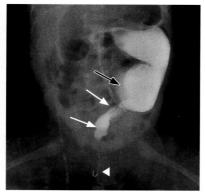

B
钡剂灌肠造影(2)

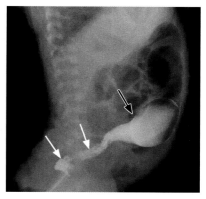

C
钡剂灌肠造影(3)

图 7-16 先天性巨结肠

影像特点
▶ 患儿肛门口放置标记(A、B,箭头),钡剂灌肠造影示直肠至乙状结肠远端呈持久痉挛样狭窄(A~C,白箭),乙状结肠近端肠腔明显扩张(A~C,黑箭),两者之间肠腔有从远至近逐步增粗的移行段。

影像诊断
▶ 先天性巨结肠。

鉴别诊断
▶ 典型病史包括出生后排便延迟、顽固性便秘及逐渐加重的腹胀,结合影像,诊断并不困难;钡剂灌肠造影为首选诊断方法,可观察到远端狭窄段、近端扩张段、两者之间的移行段,检查后会有钡剂的排出延迟。

病理结果
▶ 巨结肠。

胆总管囊肿

性别	年龄	简要病史	检查方法
女	1个月	产前发现腹部囊性包块	腹部 MRI 平扫 + MRCP

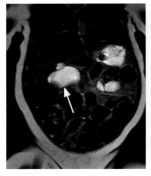

A

冠状面 T2WI

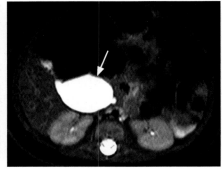

B

横断面 T2WI 脂肪抑制

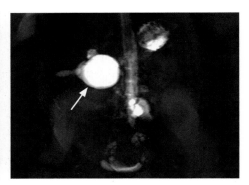

C

MRCP

图 7-17　胆总管囊肿

影像特点 ▸ 中腹部偏右侧见一囊状/梭形的局限性液体信号,即为明显扩张的胆总管(A～C,箭),可见其与胆道相通;肝内胆管未见明显扩张。

影像诊断 ▸ 胆总管囊肿(Ⅰ型)。

鉴别诊断 ▸ 诊断较明确,注意分型及观察有无结石。
▸ **胆总管囊肿分型** Ⅰ型,囊性或梭形扩张;Ⅱ型,憩室型;Ⅲ型,胆总管末端扩张并疝入十二指肠;Ⅳ型,多发性的肝内/肝外胆管扩张;Ⅴ型,肝内多发胆管囊样扩张(Caroli 病)。

胰腺实性假乳头状肿瘤

性别	年龄	简要病史	检查方法
女	10 岁	腹胀不适	腹部 CT 平扫 + 增强 + MPR

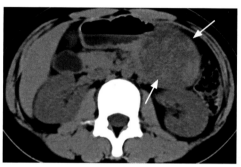

A
横断面 CT 平扫

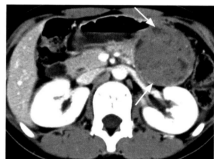

B
横断面增强 CT

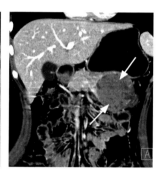

C
冠状面 CT MPR

图 7 - 18　胰腺实性假乳头状瘤

影像特点

▶ 胰腺尾部类圆形肿块(A~C,箭),边界清晰,大小约 5.6 cm × 6.2 cm,平扫时内部密度稍欠均匀,增强后相对胰腺实质呈低强化。

▶ 胰尾与肿块交界处呈喇叭口样改变,界限清晰;无胰管扩张。

影像诊断

▶ 胰腺尾部实性假乳头状瘤。

鉴别诊断

▶ **胰母细胞瘤**　好发于 10 岁以下儿童,胰头和胰尾多见,30% ~ 68% 患儿甲胎蛋白升高。肿块呈囊实性,内可见分隔及斑片或线状钙化,实性部分增强后明显强化,晚期可见淋巴结、肝等处转移。

▶ **胰腺功能性肿瘤** 最常见为功能性胰岛细胞瘤,其 60% 发生在胰体尾部,肿瘤直径常＜2.0 cm,增强 CT 动脉晚期和门静脉期肿瘤均表现为中度或明显强化,且持续时间长。

病理结果 ▶ 胰腺实性假乳头状瘤。

肝母细胞瘤

性别	年龄	简要病史		检查方法
女	4 岁	腹部肿块,甲胎蛋白(AFP)升高		腹部 CT 平扫＋增强

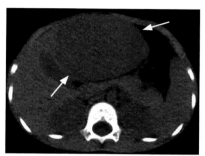

A
横断面 CT 平扫

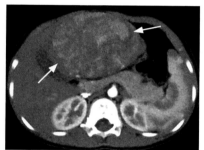

B
横断面增强 CT(动脉期)

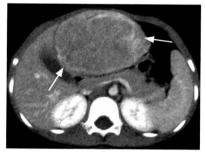

C
横断面增强 CT(门静脉期)

图 7 – 19　肝母细胞瘤

影像特点
▶ 肝脏左叶实质性肿块(A～C,箭),平扫呈低密度,边缘较清晰,增强后明显不均匀强化,动脉期(B)早期强化,门静脉期(C)强化减弱。

影像诊断
▶ 肝母细胞瘤。

鉴别诊断
▶ **肝细胞癌**　发病年龄较肝母细胞瘤大,可有肝炎、肝硬化;结节状、浸润性生长,多无完整包膜,门静脉侵犯及癌栓更为常见;临床与肝母细胞瘤同样可有 AFP 升高。
▶ **肝脏未分化性胚胎性肉瘤**　多发生于 6～10 岁,肿块平扫低密度为主,内见结节样或片状实质性成分,增强后间隔强化,内部多呈絮状强化;无 AFP 升高。

病理结果
▶ 肝母细胞瘤。

7.20 肝脏先天性血管瘤

性别	年龄	简要病史	检查方法
女	4 天	产前超声提示肝脏肿块	腹部 CT 平扫＋增强

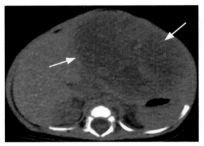

A
横断面 CT 平扫

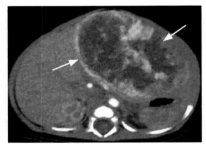

B
横断面增强 CT（动脉期）

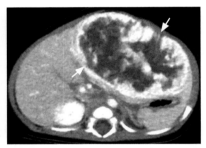

C
横断面增强 CT（门静脉期）

图 7-20　肝脏先天性血管瘤

影像特点

▸ 肝脏左叶肿块（A～C,箭）,平扫呈等低密度,增强后病灶血供丰富,早期动脉期（B）周围结节样、花环状强化,门静脉期（C）持续渐进性强化,向心性强化,强化区域由外而内逐渐增多。

影像诊断

▸ 肝脏先天性血管瘤。

鉴别诊断

▸ **肝脏间叶性错构瘤**　多发生于 2 岁以下,多房分隔的囊性肿块,若以实质性为主,需要注意鉴别。

▸ **肝母细胞瘤**　单发病灶多,右叶多,外生性多,容易出血坏死及钙化,与正常肝脏分界较清晰,平扫呈相对低密度,增强后早期强化,后期造影剂退出表现,一般无肝硬化背景,DWI 上呈明显高信号。

病理结果

▸ 肝脏血管瘤。

左肾肾母细胞瘤

性别	年龄	简要病史	检查方法
男	11 个月	腹部肿块,腹痛	腹部 CT 平扫＋增强＋MIP

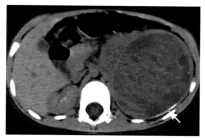 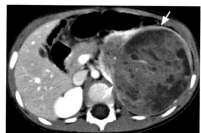 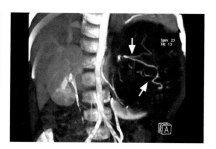

A
横断面 CT 平扫

B
横断面增强 CT

C
增强 MIP

图 7‑21　左肾肾母细胞瘤

影像特点

▶ **CT**　左肾区肿块,CT 平扫呈不均匀等低密度,内见多发小片及小囊样更低密度灶,边缘见点线样钙化灶(A,箭);增强后肿块明显不均匀强化,散在囊变及坏死区(B);左肾正常形态消失,肿块外凸生长,边缘清晰,包膜完整,残留的肾实质位于肿块边缘呈"喇叭口"或"抱球征"(B,箭)。

▶ **MIP**　肿块内迂曲、粗细不均匀肿瘤血管(C,箭)。

影像诊断

▶ 左肾肾母细胞瘤。

鉴别诊断

▶ **肾细胞癌**　肾母细胞瘤和肾细胞癌在形态上可有部分相似,但在年龄结构、肿瘤大小、强化程度和出血坏死的概率上有明显差异。肾细胞癌高发年龄在 40～55 岁。

▶ **神经母细胞瘤** 好发部位为肾上腺髓质和后腹膜，肿瘤巨大者常推移浸润肾脏，可与肾母细胞瘤混淆。两者均有出血、坏死和钙化，但肾母细胞瘤钙化的发生率为 5%，而神经母细胞瘤约 50%，有助于鉴别。

▶ **其他儿童肾脏恶性肿瘤** 横纹肌样瘤（中枢神经系统相关性肿瘤，可见肿瘤边缘包膜下积液）、透明细胞肉瘤（同时发现骨转移时，有助于鉴别）。

病理结果

▶ 肾母细胞瘤。

右肾肾母细胞瘤

性别	年龄	简要病史	检查方法
女	14 个月	腹部肿块	腹部 CT 平扫 + 增强 + MPR

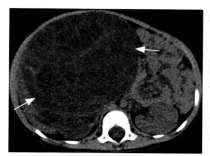

A

横断面 CT 平扫

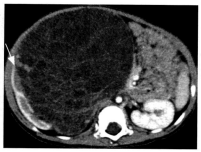

B

横断面增强 CT

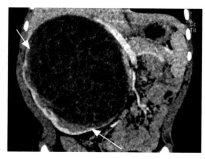

C

冠状面增强 CT MPR

图 7-22　右肾肾母细胞瘤

影像特点 ▶ **CT**　右肾肿块,CT 平扫示右肾区巨大囊性为主肿块(A,箭),呈多房、蜂窝状改变,病灶内部见多发分隔,周围见包膜;增强后示右肾区病灶囊壁及囊内分隔有强化,病灶部分突破肾包膜,右肾皮质明显变薄,残存肾皮质包绕肿块呈"抱球征"(B、C,箭),周围结构受压推移改变。

影像诊断 ▶ 囊性部分分化性肾母细胞瘤。

鉴别诊断 ▶ **先天性中胚叶肾瘤**　发病高峰年龄 1～3 个月,90% 以上发病于 1 岁以内;CT 或 MRI 显示肾窝内较大的软组织肿块,实性部分密度或信号与肾实质基本一致,伴有出血、坏死时,显示密度或信号可不均匀,钙化少见。增强后,肿瘤实质部分明显强化,强化程度低于肾实质。

▶ **多房囊性肾瘤** 发病高峰分别为 3 个月～4 岁和 40～80 岁两个年龄段。肿瘤由大小不等的厚壁囊肿构成,由纤维组织构成分隔,肾下极相对好发。影像学具有一定特征性,表现为肾实质内多房囊性肿块,突出于肾轮廓外,肾盂受压,囊腔数量不一,大小不等,互不交通,囊内可见出血,增强后囊壁及纤维分隔可见强化,囊内可有各种形态的钙化,常与囊性部分分化性肾母细胞瘤在影像上难以鉴别,需要病理确诊。

病理结果

▶ 肾母细胞瘤。

左肾重复畸形

性别	年龄	简要病史	检查方法
男	1岁	肾积水	腹部 MRI 平扫 + MRU

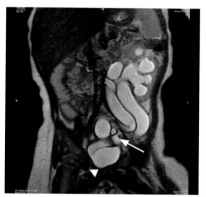

A

冠状面 T2WI(1)

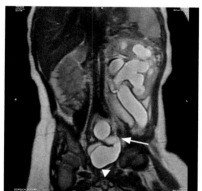

B

冠状面 T2WI(2)

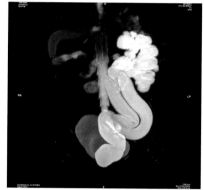

C

MRU

图 7‑23 左肾重复畸形

> **影像特点**
>
> ▶ 左侧可见双肾盂双输尿管,左肾皮质变薄,上肾及下肾的肾盂肾盏及输尿管均明显扩张,双输尿管于盆腔段汇合(A、B,箭),汇合后的输尿管远端开口于膀胱后下方的后尿道(A、B,箭头)。
>
> ▶ MRU 清晰显示扩张的双肾盂肾盏及双输尿管,可见双输尿管汇合部及其远端开口部(C)。

> **影像诊断**
>
> ▶ 左肾输尿管重复畸形。

> **鉴别诊断**
>
> ▶ **各种原因所致的肾积水** 肾盏、肾盂扩张,密度、信号均匀;注意观察梗阻部位有无结石、肿瘤、输尿管狭窄、输尿管囊肿、输尿管开口异位等。

左侧孤立肾伴肾旋转不良

性别	年龄	简要病史	检查方法
男	4 岁	肾积水	肾脏 MRI 平扫＋增强

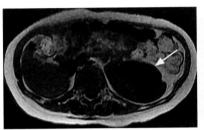

A
横断面 T1WI

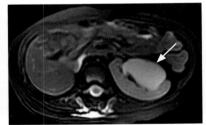

B
横断面 T2WI 脂肪抑制

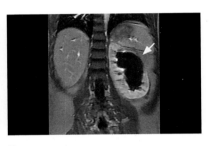

C
冠状面增强 CT MPR

图 7 - 24　左侧孤立肾伴肾旋转不良

影像特点 ▶ 左肾肾门方向偏前、偏外，左侧肾盂明显扩张（A～C，白箭）；平扫及增强各序列右侧肾窝区均未见正常右肾，未见异位肾存在。

影像诊断 ▶ 左肾增大，旋转不良，左肾盂扩张积水，右肾缺如。

鉴别诊断

▶ **马蹄肾**　双肾下极越过中线，以实质或纤维性连接。冠状面可见拉长的下肾盏结构，可见到起源于主动脉较低水平的多支供血动脉及其他畸形。

▶ **异位肾**　正常肾窝区未见肾脏时，需注意有无异位肾的可能；异位肾女性多见，多伴有发育不良，可见肾位置低下，多较小，可位于盆腔内、同一侧等。原肾窝内由其他脏器占据。

▶ **游走肾**　肾脏位置不固定，其输尿管长度及血管均正常。游走肾可位于同侧腹部或对侧肾窝区以外的位置。

神经母细胞瘤

性别	年龄	简要病史	检查方法
男	6 岁	腹部不适、腹痛	腹部 CT 平扫＋增强＋MPR

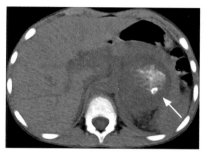

A
横断面 CT 平扫

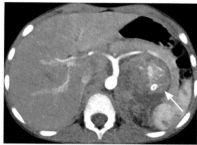

B
横断面增强 CT(1)

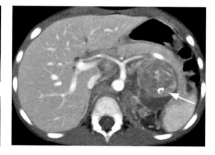

C
横断面增强 CT(2)

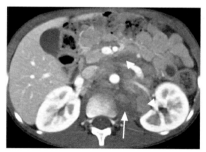

D
横断面增强 CT(3)

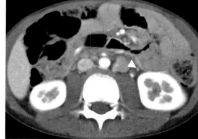

E
横断面增强 CT(4)

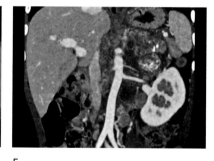

F
冠状面增强 CT MPR

图 7－25　神经母细胞瘤

影像特点 ▶ 左侧腹膜后巨大肿块（A～C，箭），跨中线生长，范围约 6.6 cm ×
6.8 cm × 9.7 cm，平扫呈混杂稍低密度，内部见斑片状钙化，增强后呈
明显不均匀强化（实性部分各期 CT 值约为 42 HU‒87 HU‒200 HU‒
156 HU），腹腔干、左肾门结构、胰体尾部及脾门结构受压移位；肿块边
界不清，包绕肾动静脉等邻近血管，肿块后方腰大肌受侵犯、密度欠均
匀（D，箭）；腹膜后及肿块下方见多发肿大淋巴结（D、E，箭头）；冠状
面 CT 增强重组图像示肿块上下范围、跨中线包绕血管，左肾推移（F）。

影像诊断 ▶ 左侧腹膜后神经母细胞瘤。

鉴别诊断 ▶ **肾母细胞瘤** 肿块与残存肾皮质呈"抱球征"；神经母细胞瘤对于肾脏
多呈推压表现，若侵犯肾脏时，鉴别较困难。

▶ **肾上腺皮质癌** 肿瘤通常较大，一般为 7～10 cm，很少超过中线；大多
肿瘤密度不均，内有低密度坏死区，出血及钙化；肿瘤边缘不规则或较
光滑，境界清楚；下腔静脉内可形成瘤栓。而神经母细胞瘤容易跨中
线浸润性生长，包绕血管（噬血管征）。肾上腺皮质癌几乎全有内分泌
功能异常，可有女性男性化或男性假性性早熟，尿 17‒酮类固醇升高
有助诊断。

病理结果 ▶ 神经母细胞瘤。

发育性髋关节发育不良伴半脱位

性别	年龄	简要病史	检查方法
女	14 岁	跛行	髋关节 X 线摄影,CT 平扫 + 三维重组

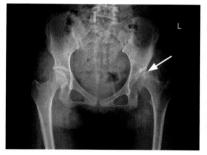

A
髋关节 X 线片正位

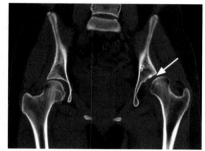

B
冠状面 CT MPR

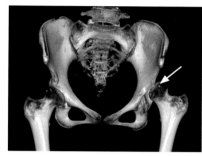

C
三维 VR

图 7 - 26　左侧髋关节发育不良伴半脱位

影像特点 ▶ 左侧髋臼浅平,前上缘骨质密度不均匀增高,边缘毛糙;左侧股骨头略显扁平,股骨向髋臼外上方移位,股骨头与髂骨外侧形成假关节(A～C,箭);右侧髋关节在位,关节间隙正常,髋臼及股骨头形态正常。

影像诊断 ▶ 左侧髋关节发育不良(DDH)伴半脱位。

鉴别诊断 ▶ **发育性髋关节内翻**　股骨颈拐杖样改变,颈干角变小,股骨大转子上移。
▶ **扁平髋(Perthes 病)**　股骨头臼磨损、囊性变及碎裂塌陷,形成扁平的股骨头,呈"蘑菇头"状。

脊柱侧弯

性别	年龄	简要病史	检查方法
男	20 岁	自幼发现脊柱侧弯 10 余年	脊柱 X 线摄影、CT 平扫 + MPR

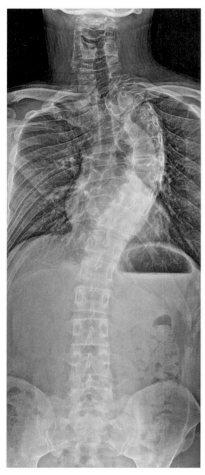

A
X线片正位

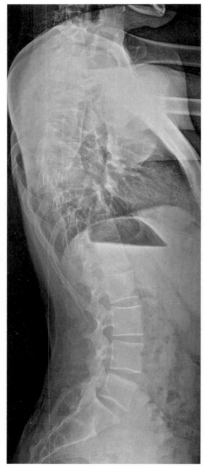

B
X线片侧位

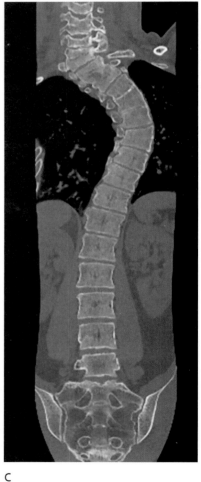

C
冠状面 MPR

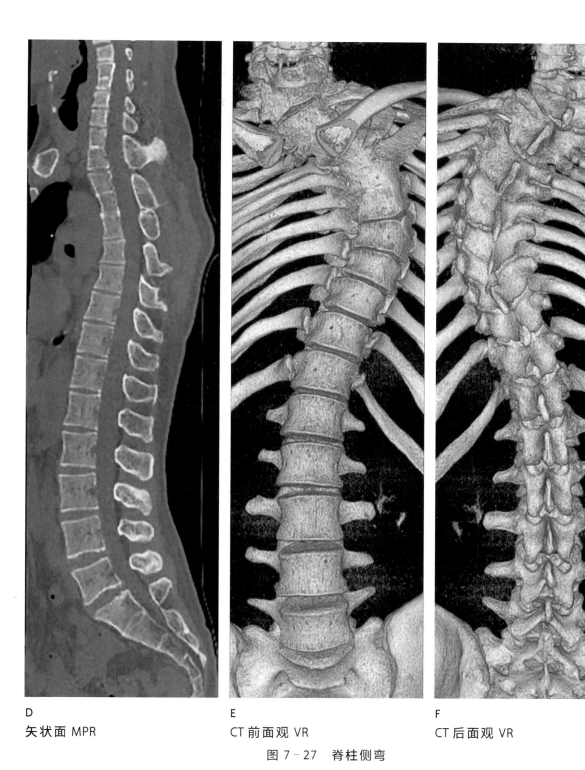

D
矢状面 MPR

E
CT 前面观 VR

F
CT 后面观 VR

图 7−27　脊柱侧弯

影像特点 ▶ 颈胸腰段脊柱侧弯,部分颈椎及上段胸椎椎体及附件畸形(A～F)。

影像诊断 ▶ 颈胸腰段脊柱侧弯,颈 4－颈 5、颈 7－胸 1 部分椎体形态异常、伴融合畸形。

鉴别诊断 ▶ 诊断明确,注意观察椎体及其附件的具体畸形类型及位置,常规需要进行 MRI 检查以明确有无伴随脊髓畸形;术前需要根据手术方案进行相关数据测量。

黏多糖贮积病

性别	年龄	简要病史	检查方法
男	4岁	出生后发育落后至今	脊柱 X 线摄影、脊柱 MRI 平扫

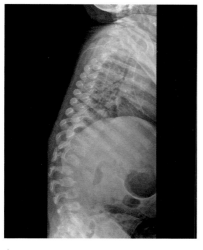

A
胸腰段脊柱 X 线片侧位

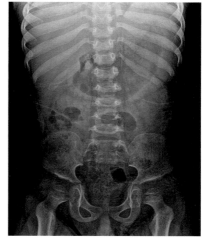

B
胸腰段脊柱 X 线片正位

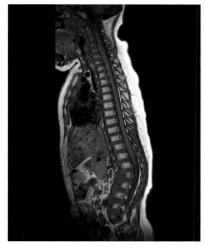

C
矢状面 T1WI

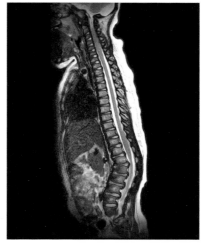

D
矢状面 T2WI

图 7-28　黏多糖贮积病

影像特点

▶ **X线正侧位（A、B）** 胸腰段脊柱后突，多发腰椎椎体前缘鸟嘴状突出，腰椎下部椎管腔宽大；双侧多发肋骨内端保持相对较细而外侧增宽，如船桨或飘带状。

▶ **MRI** 多发椎体前缘突出，与X线片相仿，以颈椎及腰椎椎体为主，胸腰椎交界段后凸，椎管内脊髓形态及信号未见明显异常（C、D）。

影像诊断

▶ 黏多糖贮积病。

鉴别诊断

▶ 黏多糖贮积病Ⅰ型及Ⅳ型最多见，常需鉴别以下疾病。

▶ **软骨发育不全** 腰椎椎弓根间距由上而下逐渐变小或等宽；椎体楔形变，椎管前后径短小。

▶ **成骨不全** 全身骨质疏松，脊柱可有后突或侧弯畸形，椎间隙增宽。

朗格汉斯细胞组织细胞增生症

性别	年龄	简要病史	检查方法
男	2 岁	臀部疼痛、无法弯腰近 2 个月	腰椎 X 线摄影、腰椎 MRI 平扫＋增强

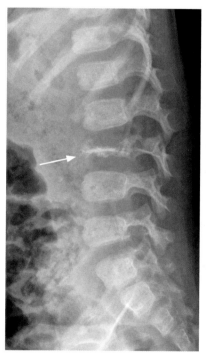

A

腰椎 X 线片侧位

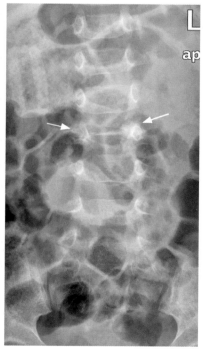

B

腰椎 X 线片正位

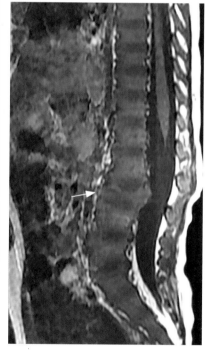

C

矢状面 T1WI

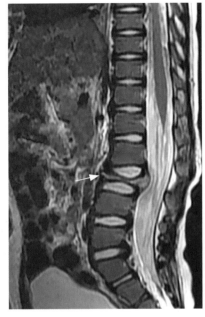
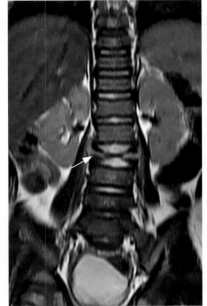
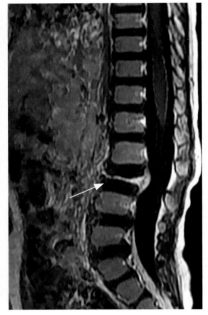

D
矢状面 T2WI

E
冠状面 T2WI

F
矢状面增强 T1WI

图 7‑29　腰 3 椎体朗格汉斯细胞组织细胞增生症

影像特点
- ▸ **X 线**　腰 3 椎体压缩变扁，呈"扁平椎"，如"钱币状"，椎体骨质破坏，密度不均匀，边界欠清（A、B，箭）。
- ▸ **MRI**　腰 3 椎体明显变扁，形态与 X 线所示相仿；椎体前后径增宽，后缘部分向椎管内突出；椎体信号尚均匀，T1WI 上呈低信号，T2WI 上呈高信号，增强后明显强化（C～F，箭）。

影像诊断
- ▸ 腰 3 椎体朗格汉斯细胞组织细胞增生症（LCH）。

鉴别诊断
- ▸ **脊柱结核**　椎体骨质破坏；常累及椎间盘，表现为椎间隙变窄、椎间盘破坏、信号异常；椎旁冷脓肿形成；增强后呈环形强化，脓肿腔不强化。
- ▸ **脊柱转移瘤**　常有原发肿瘤病史，且累及多个不连续椎体，呈跳跃式；椎弓根破坏是其特征，且多为椎体广泛破坏后累及，很少累及椎间盘。
- ▸ **椎体压缩性骨折**　患者有明确外伤史，多累及一个椎体，无侵蚀性骨破坏及椎间隙变窄。

病理结果
- ▸ 朗格汉斯细胞组织细胞增生症。

乳腺疾病

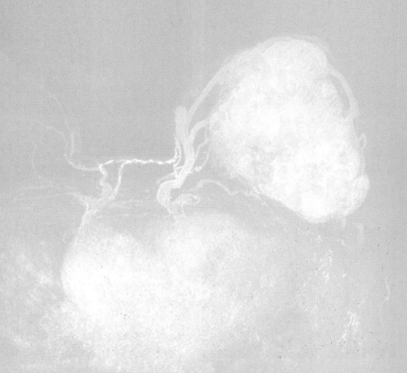

双侧乳腺增生

性别	年龄	简要病史	检查方法
女	34 岁	乳腺胀痛,经期前明显	乳腺 X 线摄影及 MRI(平扫 + 动态增强)

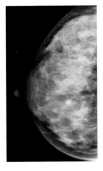 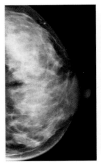 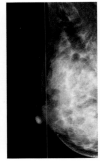 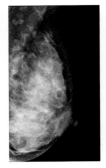 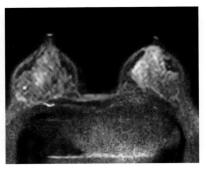

A
右侧乳腺 X 线
头尾位
(R - cc)

B
左侧乳腺 X 线
头尾位
(L - cc)

C
右侧乳腺 X 线
内外侧斜位
(R - mlo)

D
左侧乳腺 X 线
内外侧斜位
(L - mlo)

E
横断面 DWI
(b = 800 s/mm²)

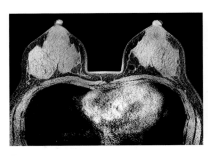 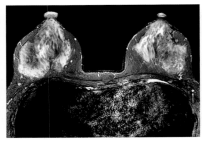 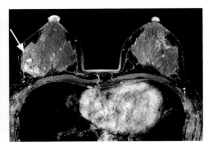

F
横断面 T1WI

G
横断面 T2WI 脂肪抑制

H
横断面增强 T1WI

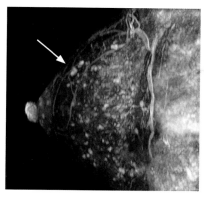

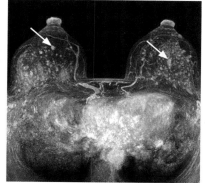

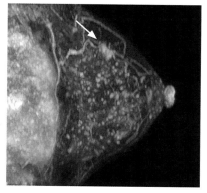

I
右乳 MIP

J
双乳 MIP

K
左乳 MIP

图 8-1 双侧乳腺增生

<table>
<tr><td>影像特点</td><td>▶   **X 线**   双乳实质构成分类为 d 型(A～D),纤维腺体组织致密,双乳散
在点状良性钙化。

▶   **MRI**   双侧乳腺腺体致密(E～G),双侧乳腺实质背景强化呈中度型。
双乳内见弥漫分布点状、条状、微小结节状强化,结节大小介于 0.2～
0.5 cm(H,白箭),双乳最大密度投影(MIP)像显示清晰(I～K,白箭)。
结节 ADC 值范围(1.17～1.38)×10^{-3} mm^2/s,时间信号强度曲线
(TIC)呈上升型或平台型。</td></tr>
</table>

影像诊断

▶ 双侧乳腺增生改变。

鉴别诊断

▶ **纤维腺瘤**   X线表现为圆形/卵圆形,高/稍高密度肿块,部分呈分叶
状,可伴有良性钙化,周围低密度晕环。T1WI 上呈低信号或等信号,
T2WI 上信号多样,增强呈轻度至中度的渐进性强化。

▶ **导管原位癌**   X线多表现为成簇、线样、段样分布可疑恶性钙化。MRI
特征性表现为线样或段样非肿块强化。

▶ **乳腺实质背景强化**   是指乳腺纤维腺体在 MRI 上的正常强化,是一种
正常的生理状态,表现在动态增强过程中的渐进性强化,随月经周期
变化而变化。

病理结果

▶ 未手术,随访。

右侧乳腺炎，乳腺脓肿

性别	年龄	简要病史	检查方法
女	35 岁	右乳胀痛 2 周	乳腺 X 线摄影及 MRI（平扫 ＋ 动态增强）

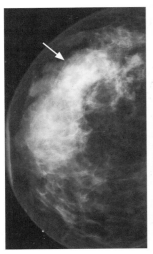

A
右侧乳腺 X 线头尾位
（R－cc）

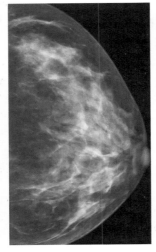

B
左侧乳腺 X 线头尾位
（L－cc）

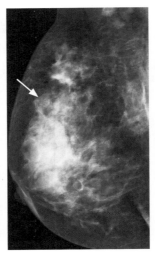

C
右侧乳腺 X 线内外侧
斜位（R－mlo）

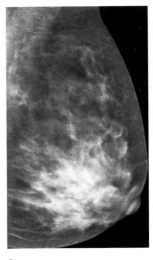

D
左侧乳腺 X 线内外侧
斜位（L－mlo）

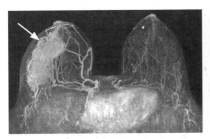

E
双乳 MIP

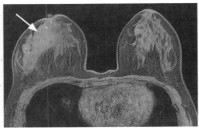

F
横断面 T1WI

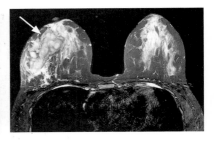

G
横断面 T2WI 脂肪抑制

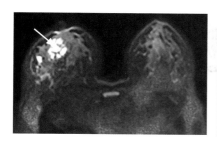

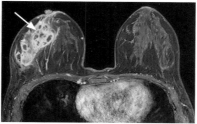

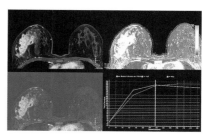

H
横断面 DWI(b = 800 s/mm²)

I
横断面增强 T1WI

J
TIC

图 8-2 右侧乳腺炎，乳腺脓肿

影像特点

▶ **X 线** 双乳实质构成分类为 d 型(A～D)。右乳外上整体不对称,右乳晕区皮肤增厚,皮下脂肪间隙模糊(A、C,白箭)。

▶ **MRI** 右乳中部及外上区域多发段样分布非肿块强化灶(E,白箭),最大截面大小约 7.6 cm×4.3 cm,T1WI 上呈等信号(F,白箭),T2WI 脂肪抑制上呈稍高-高信号(G,白箭)、周围伴片状高信号水肿,DWI 上呈内部多发小圆形高信号(H,白箭),ADC 值(0.54～0.76)×10⁻³ mm²/s;增强后不均匀强化及环形强化(I,白箭);TIC 呈快速-平台型(J)。

影像诊断

▶ 右乳外侧乳腺炎伴多发小脓肿形成。

鉴别诊断

▶ **炎性乳癌** 多发生于绝经后妇女,临床症状不如乳腺炎明显,皮肤改变广泛,可见橘皮样改变及乳头凹陷。炎性乳癌 T2WI 上呈低信号,TIC 呈流出型,常伴乳内水肿及胸大肌浸润。乳腺炎常伴脓肿,T2WI 上呈高信号,增强为环形强化。

▶ **脂肪坏死** 影像表现多样,表现为皮下脂肪层内小片状异常强化,含脂性囊肿,厚壁花环样强化,不规则结节样异常强化影。油脂囊肿伴/不伴壁钙化是特征性 X 线表现。

▶ **乳腺增生** 临床症状与月经周期相关,主要为经期前胀痛等。MRI 双乳内多发点状、条状、微小结节状强化。

病理结果

▶ **"右乳"穿刺组织** 慢性活动性乳腺炎,伴组织细胞、多核巨细胞反应。

8.3 右侧乳腺纤维腺瘤

性别	年龄	简要病史	检查方法
女	35 岁	发现右乳肿块 1 年	数字化乳腺断层摄影（DBT）、超声及 MRI（平扫 + 动态增强）

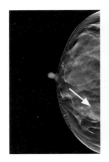

A
右乳 DBT
（cc 位）

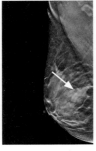

B
右乳 DBT
（mlo 位）

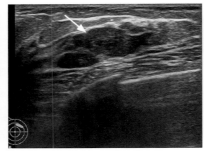

C
右乳肿块超声

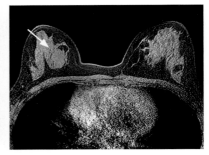

D
横断面 T1WI

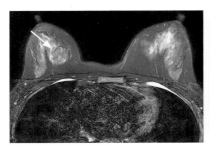

E
横断面 T2WI 脂肪抑制

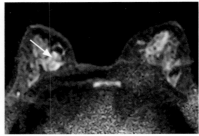

F
横断面 DWI(b = 800 s/mm²)

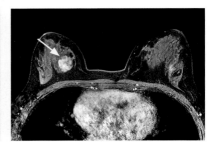

G
横断面增强 T1WI

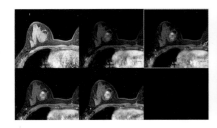

H
横断面动态增强

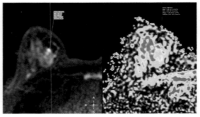

I
右乳肿块 ADC 值

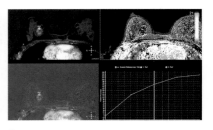

J
右乳肿块 TIC 曲线

图 8 - 3　右侧乳腺纤维腺瘤

▶ **DBT** 右乳内中后带卵圆形等密度肿块（A，B，白箭），边界清晰，周围见低密度晕环，内未见异常钙化。

▶ **超声** 右乳 2 点钟见卵圆形低回声肿块（C，白箭），形态欠规则，CDFI 内部未见明显血流信号。

▶ **MRI** 右乳内上类圆形肿块，大小约 2.3 cm×2.0 cm，T1WI 上呈等信号（D，白箭），T2WI 脂肪抑制上呈不均匀高信号（E，白箭），内见低信号分隔，DWI 上呈高信号（F，白箭），ADC 值范围约（1.32～1.51）×10^{-3} mm²/s(I)，增强后不均匀强化（G，H），TIC 呈中度-上升型(J)。

影像诊断

▶ 右侧乳腺纤维腺瘤。

鉴别诊断

▶ **乳腺癌** 特别是髓样癌和黏液腺癌，多表现为边界清晰类圆形肿块。但髓样癌瘤体较大，强化较明显，常呈平台或流出型曲线。黏液腺癌 T2WI 上呈特征性高信号，强化多不明显，ADC 值较高。

▶ **叶状肿瘤** 好发于中年女性，高峰年龄为 50 岁左右，晚于纤维腺瘤的平均发病年龄。肿瘤较大时切位呈鱼肉状，其内常见囊腔，含清亮或胶冻样物，瘤灶内出血、坏死及黏液样变性常见。

▶ **囊肿** 呈规则的圆形或卵圆形，不呈分叶状，边缘则非常光滑整齐。CT 或 MRI 较 X 线检查更能明确囊肿内容物成分，增强后炎性囊壁可有强化。

病理结果

▶ **术后病理** 右侧乳腺纤维腺瘤。

左侧乳腺叶状肿瘤

性别	年龄	简要病史	检查方法
女	60 岁	发现左乳肿块半年,近期突然增大	DBT、超声及 MRI(平扫＋动态增强)

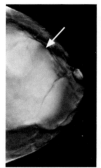
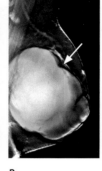
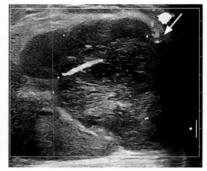
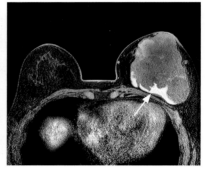

A
左乳 DBT
(L－cc 位)

B
左乳 DBT
(L－mlo 位)

C
超声

D
横断面 T1WI

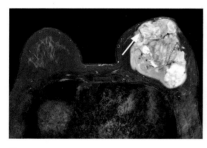
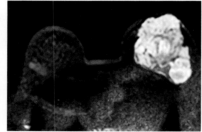
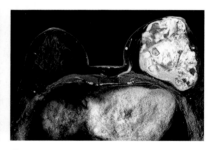

E
横断面 T2WI 脂肪抑制

F
横断面 DWI(b＝800 s/mm²)

G
横断面增强 T1WI

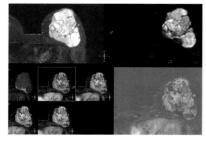
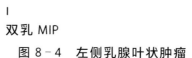
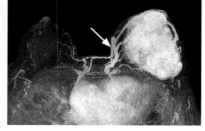
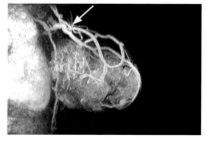

H
动态增强 T1WI

I
双乳 MIP

J
左乳 MIP

图 8-4　左侧乳腺叶状肿瘤

▶ **DBT** 左乳巨大分叶状肿块,大小约 10.2 cm × 8.2 cm,边缘分叶(A、B,白箭),内部见细小钙化,周围腺体受压。左乳内另见散在点状钙化。左侧腋下淋巴结稍增大,较大淋巴结大小约 1.5 cm × 0.8 cm。

▶ **超声(US)** 左乳 12 点巨大低回声肿块,内部回声欠均匀,CDFI 内部见血流信号(C,白箭)。

▶ **MRI** 左乳内巨大肿块,边缘光整、分叶状,最大截面大小约 9.2 cm × 9.5 cm,T1WI 平扫以等信号为主,内见条片状高信号(D,白箭),T2WI 脂肪抑制上呈不均匀高信号,内见多发低信号分隔(E,白箭),DWI 上呈不均匀高信号(F),ADC 值(2.07~2.08)× 10^{-3} mm²/s,动态增强呈不均匀强化(G、H),TIC 呈上升型及平台型。左乳血管增粗(I、J,白箭)。左侧腋下淋巴结增大。

影像诊断

▶ 左侧乳腺巨大肿瘤,考虑叶状肿瘤。

鉴别诊断

▶ **纤维腺瘤** 小的叶状肿瘤与纤维腺瘤或其他良性肿瘤难以区别。大的叶状肿瘤可根据肿瘤明显的分叶状外形,边缘光滑锐利,血供明显增加以及无皮肤增厚、肿瘤内有囊腔等影像学特征与乳腺纤维瘤鉴别。

▶ **乳腺癌** 乳腺癌的边缘多不整齐,有毛刺或浸润,伴或不伴有可疑恶性钙化,皮肤亦常受累,DWI 上呈高信号,ADC 值减低。

▶ **其他乳腺肉瘤** 亦可有相似的表现,如边缘亦较光滑、锐利,但其他乳腺肉瘤分叶状表现不如叶状肿瘤显著。MRI 不均匀强化。

病理结果

▶ **术后病理** "左乳 11 点"纤维上皮性肿瘤,提示叶状肿瘤。

右侧乳腺浸润性导管癌

性别	年龄	简要病史		检查方法
女	55 岁	发现右乳肿块 1 个月		乳腺 X 线摄影及 MRI(平扫＋动态增强)

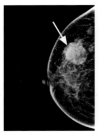

A
右侧乳腺 X 线
头尾位(R－cc)

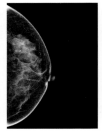

B
左侧乳腺 X 线
头尾位(L－cc)

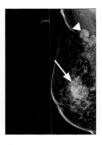

C
右侧乳腺 X 线
内外侧斜位
(R－mlo)

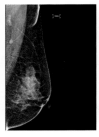

D
左侧乳腺 X 线
内外侧斜位
(L－mlo)

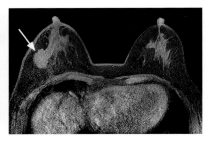

E
横断面 T1WI

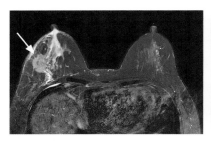

F
横断面 T2WI 脂肪抑制

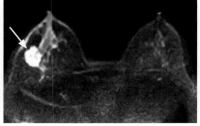

G
横断面 DWI(b＝800 s/mm²)

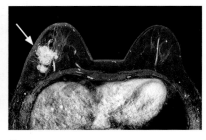

H
横断面增强 T1WI

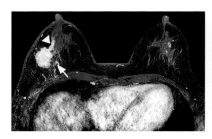

I
横断面增强 T1WI

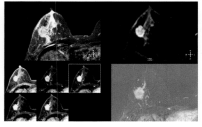
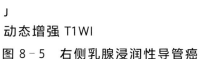

J
动态增强 T1WI

图 8－5 右侧乳腺浸润性导管癌

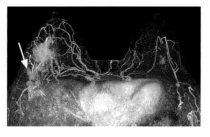

K
双乳 MIP

影像特点
- ▶ **X 线** 右乳外上中带高密度肿块（A、C，白箭），分叶状，内见细小多形性钙化。右腋下多发增大淋巴结（C，箭头）。
- ▶ **MRI** 右乳外侧不规则形肿块，边缘呈分叶状，局部见毛刺，大小约 3.0 cm×2.8 cm×4.3 cm，T1WI 上呈等信号（E，白箭），T2WI 脂肪抑制上呈稍低信号（F，白箭），DWI 上不均匀高信号（G，白箭），ADC 值（0.61～0.84）×10^{-3} mm^2/s，增强呈不均匀强化，与外侧皮肤分界不清，局部皮肤增厚（H，白箭）。TIC 呈快速-平台型及流出型。肿块前方线样强化（I，箭头）。肿块周围多发小结节（I，白箭），ADC 值（0.54～1.23）×10^{-3} mm^2/s，增强呈不均匀强化，TIC 呈快速-平台型或流出型。右侧腋下多发肿大淋巴结影（K，白箭），较大者约 1.9 cm×1.2 cm，增强呈不均匀强化。

影像诊断
- ▶ 右乳外上浸润性导管癌（IDC），肿块周围伴子灶及广泛导管内成分（EIC），右侧腋下多发淋巴结转移。

鉴别诊断
- ▶ **纤维腺瘤** 边界清晰，T1WI 上呈低或等信号，T2WI 上表现为不同信号强度，TIC 多呈上升型，ADC 值不减低。
- ▶ **肉芽肿性乳腺炎** 多表现为 T1WI 低、T2WI 高信号，强化方式多样。当内部有脓肿形成时可有环形强化。
- ▶ **肿块型导管内乳头状瘤** IDC 病灶一般较导管内乳头状瘤大，多表现为边界模糊与毛刺样。乳头状瘤病灶多边界清楚，且无边界毛刺等恶性征象。IDC 病灶 ADC 值低于导管内乳头状瘤。

病理结果
- ▶ **右乳肿块穿刺活检病理** 浸润性癌。

右侧乳腺黏液腺癌

性别	年龄	简要病史	检查方法
女	61 岁	发现右乳肿块 2 个月	乳腺 X 线摄影、超声及 MRI(平扫 + 动态增强)

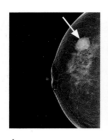 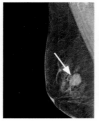 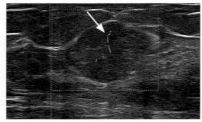 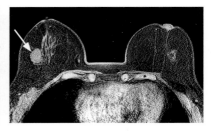

A
右侧乳腺 X 线
头尾位(R - cc)

B
右侧乳腺 X 线
内外侧斜位
(R - mlo)

C
右乳超声彩色多普勒血流
显像(CDFI)

D
横断面 T1WI

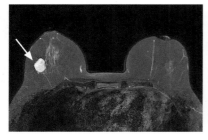 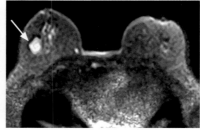 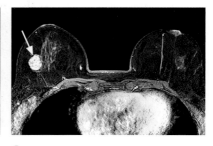

E
横断面 T2WI 脂肪抑制

F
横断面 DWI(b = 800 s/mm^2)

G
横断面增强 T1WI

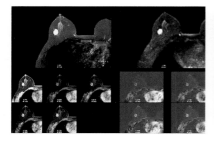 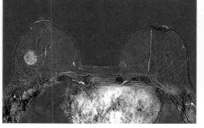 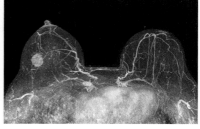

H
动态增强 T1WI

I
横断面剪影图像

J
双乳 MIP

图 8 - 6　右侧乳腺黏液腺癌

影像特点
- ▶ **X线** 右乳外上象限卵圆形高密度肿块（A，B，白箭），距乳头约4.5 cm，边缘清晰伴分叶，大小约1.6 cm×2.2 cm，内部未见明显钙化。
- ▶ **超声** 右乳外侧9点方向距乳头约4 cm一枚低回声肿块，边缘光整，内部回声欠均匀。CDFI内部见血流信号（C，白箭）。
- ▶ **MRI** 右乳头水平外侧中带类圆形肿块，边缘清楚，大小约1.9 cm×1.4 cm，T1WI上呈等信号（D，白箭），T2WI脂肪抑制上呈混杂高信号（E，白箭），DWI上呈高信号（F，白箭），ADC值为2.16×10^{-3} mm^2/s，增强强化欠均匀（G～I，白箭），TIC呈上升型。

影像诊断
- ▶ 右乳头水平外侧黏液腺癌。

鉴别诊断
- ▶ **纤维腺瘤（FA）** 发病年龄较黏液癌小，T1WI上呈低信号，T2WI上信号多变，内可伴有特征性低信号且不强化的分隔样改变。FA病灶ADC值低于黏液癌。
- ▶ **髓样癌** X线上表现为圆形、卵圆形或分叶状肿块，境界清楚锐利。小肿块的密度均匀；肿块较大时，因常有瘤内灶性出血和坏死，使其密度不均，中央区密度常低于周边区。肿块在T1WI上呈低信号，T2WI上呈较高信号，内部信号比较均匀，无明显低信号分隔征象，边界清楚。
- ▶ **导管内乳头状瘤** X线难以发现小的导管内乳头状瘤，MRI表现为T1WI低信号、T2WI稍高信号，ADC值明显低于黏液癌。

病理结果
- ▶ **术后病理** 右侧乳腺黏液癌，富细胞型。